北欧から「生きやすい社会」を考える

パブリックヘルスの証拠は何を語っているのか

赤地葉子

新曜社

はしがき

パブリックヘルス（公衆衛生）という分野に魅せられて二〇年以上経ち、なぜ面白いのか、なぜ今、重要なのかを「生きやすい社会」というテーマをとおして伝えたい。次世代の育成、健康、豊かさ、幸せ、政策、これらを結んでゆくことで、人々の潜在能力が実現される社会とは何なのかが浮き上がってくる。

パブリックヘルスとは、病気や怪我予防のための教育、政策、研究を通じて、地域の安全を守り、健康を向上する科学と定義されている。

パブリックヘルスは、人の営む生活が根底にある。しっかりとした食事をとる。適度な運動をする。タバコを吸わない。パートナーと健全な関係を持つ。安全な環境で仕事をする。よけいなストレスを除く。子どもがほしいときに、妊娠する。安心して出産をする。母乳育児をする。子どもの成長を見守る。病と向き合う。老いてゆく。そして死ぬ。このようなことを、個人、家族、コミュニティ、社会、人口、という単位で、過去を踏まえて現在を見つつ、未来の世代の健康に取り組む。個人ではなく、集団の単位で見るからこそ、わかってくることがある。そのため、パブリックヘルスは複雑で、時にドライで抽象的な一方、時に生々しく、どろどろしていて、人間くさい。そして私にとってはそこがたまらなく面白い。

また、パブリックヘルスに携わる者たちは、どうすればより健康な、幸せな社会になれるのかを探求したいという動機を持っていて、そこはあくまでも楽観的だ。目を覆いたくなるようなデータや現状があっても、それに取り組むことで変えていくことができる、改善できる、と希望を持っている。

この本は、学術書ではないので、題目ごとに綿密に文献をレビューして、隈なく研究結果を調査したうえで結論を導くということはしていない。またすべての疑問に対して解答が用意されているのでもない。親と子どもの健康、世代間に伝わる豊かさと貧困、健康と福祉（Well-being）のつながり、国と政策に関する一つの見方にすぎない。一つの見方にすぎないが、可能である限り、その見方を裏付ける研究や事例を用意し、なぜそのような見方に至るのかを説明しようと試みた。

日常生活の延長にあるような課題の研究は、しばしば当たり前であることを検証しているかのように感じるかもしれない。しかし、この、何が実証された「当たり前」なのか、何が「当たり前」と考えられていたのに実際は違っていたのか、実証されているのにもかかわらず、なぜそれが無視されているのか、というのは、微妙なところがある。だからこそ、これらを一つ一つ見ていくことで、新たな気づきがあり、考え、会話を始めるきっかけとなりえるのではないだろうか。

一人ひとりが健康に、豊かに、育つということ。一人の人間として生まれ、成長したい、家庭を持ちたい、子どもを産み、育てたい、自然とそう思える社会を作ること。多様な家族のあり方を包容し、次世代を大切に、共に育てていくこと。女性のため、子どものためだけではなく、女性の環境を改善することで女性、男性、両方が恩恵を受けることを意識する必要がある。そうすれば、皆が、より生きやすくなる。

人口減少、少子高齢化に直面している日本では未来図について不安が煽られている一方、根本的な原因の追究や危機感に対する思い切った対策の実施には踏み切れていない。完璧なシステムや国はどこにも存在しないが、個人が各々の幸せを見つけなければならないのと同様に、日本も独自の、希望を持てる未来のために、必要な変化を起こす方法を模索する必要がある。

選択肢を増やすこと。各々が十分な知識と資源と責任を持って、自分の道を歩めること。子どもを持たないことを選ぶ人も尊重される社会。子どもを持ちたいと思う人が持てることを可能にする社会。目まぐるしく変わり、予測のつかない現代、どのような家族形態になったとしても、子どもを安心して育てることができる社会。

本書に述べるパブリックヘルスの蓄積されたエビデンスと実例から、より豊かな、生きやすい社会のあり方のヒントを、一人ひとりが得てくれることを願って。

目次

装幀＝新曜社デザイン室

プロローグ――統計の重みと意味

「性別にそれぞれ図表を作ろう。そして横軸が年齢層で、縦軸が人数。各年齢層における合計人数と、そのうちのＨＩＶ陽性患者数をそれぞれ折れ線グラフにして。それでまずは見てみよう」

それは簡単なグラフだった。目の前のノートパソコンの画面で、数千人のデータが一瞬のうちに点と線からなる単純なパターンに変わる。一つの折れ線は、年齢層別の人数。もう片方の折れ線はその下に現れた年齢層別のＨＩＶ陽性患者の人数。それを前に、私は固唾をのんだ。くっきりと浮かび上がるＨＩＶエイズの重荷。二〇代前半の女性、三〇代後半の男性をピークに、ＨＩＶ陽性患者数がそれぞれ山を作っている。感染率の最も高い年齢層では、感染している人が感染していない人を上回っている。この集団におけるＨＩＶエイズの負担は周知の事実ではあった。しかし、目の前のデータは揺るぎないものだった。

「ああ、四〇代、五〇代以降でもＨＩＶに感染している人がずいぶんいるね。これは予想していなかったな」。テーブルの向こうの声に、はっと我に返る。データは南アフリカ共和国のある地域のものだった。途上国における健康問題への対策を講じるために、特定の地域を囲い、人口調査と定期的な世帯訪問によって年齢別死亡率、死因、年齢別の出生率などを計測し、人口動態データを継続的に収集する人口静態・動態調査システム（Demographic Surveillance System: DSS）が、主にサハラ砂漠以南のアフリカ諸国と南アジアに点在して置かれている。このデータも、ＤＳＳから得られたものだった。

本当のデータというものを手にして、それを分析してみたとき、統計はまったく違う意味と重みをもって目の前に立ち現れるということを、その朝、殴られるような感覚で思い知った。カフェテリアは芳しいコーヒーの香りが立ち込めて、まだ静かな空間に大きな窓から柔らかい緑をとおして初夏の光が降り注いでいる。南アフリカの研究所へ赴くチームの一員として、助教授と打ち合わせをしていたあの朝、ようやく使用許可が下りたデータを入手し、渡航前に分析を始めようとしていたのだった。それまでは無味乾燥な数字にしか見えなかったものが、突然、これ以上ない大胆さと率直さで目の前に、現実のものとして突き出された。

なぜ、これほど若い女性たちがＨＩＶに感染しているのか。なぜ、ＨＩＶ陽性で生まれてくる赤ちゃんがいるのか。無料のＨＩＶ検査を住民全員を対象に提供しても、なぜ一部の人々はそれを拒絶するのか。検査を受けてもなぜ結果を聞きにこないのか。家族内、カップル同士でもＨＩＶ感染の違いがなぜあるのか。これだけ多くの人々が感染しているのにもかかわらず、なぜＨＩＶエイズに対する恥辱が根強いのか。そもそもなぜ、ここまで高い有病率にここの住民たちはなってしまったのか――

これから研究で追っていくはずの疑問の数々とともに、私はあの一つ一つの数の集積に、あの線の傾斜に、どれだけの人間の行動と思いが渦巻いているかを思わずにはいられなかった。恋、欲望、無知、好奇心、過ち、拒絶、安堵、秘密、ショック、苦しみ、恐怖、絶望。個人の感染にも、個人の病気にも、個人の闘病にも、一人ひとりの物語がある。それが積み重なると、また別な、時に、より動かされるような物語が紡がれていく。

研究所は、南アフリカ東部の海岸沿いの都市ダーバンからさらに数時間車で行ったところにあった。乾燥した草に覆われた小さな丘が波のように広がるなかに、ぽつんとガソリンスタンドが一つ、スーパーが二つ、その周りにぱらぱらと集落が散っていた。そんな小さくて静かな、町ともいえないようなところにもかかわらず、周辺の一帯で起きた出来事は信じられないほど物騒だった。

「先週は車の強盗事件が二件。一件では男性は全員銃で殺されて、女性はレイプされた」「近場の海辺のレストランに、先月銃を持った集団が入ってきて、居合わせた客は持ち物をすべて取られて暴力を振るわれた」「新しいナイキの靴を履いていた少年を、その靴欲しさに別の少年が浜辺で殺した」・・・耳にする事件は、ただ車や所有物を取り上げるだけで終わらない暴力性を持っていた。

これが南アフリカの、近隣諸国とは異なる特殊な歴史の産物なのかもしれない。強盗、暴力、レイプ、交通事故。ほかにも、魚釣りをしていた人が突然陸に上がってきたワニに足を食いちぎられた、とも聞かされた。私たちも、歩きまわるのは昼間に何人かで一緒に、夕方以降は絶対に出歩かないように、車で移動中も必ずドアをロックするようにと言われた。

外国人研究者が滞在する施設には門番がいて、敷地は高い金網の張り巡らされた壁で厳重に囲まれている。橙色や緑の鮮やかな鳥たちがさえずりながら木々に留まるのを見て、ようやく、そうだ、ここも亜熱帯気候なのだ、と思った。カラフルな鳥が樹林を飛び交う光景を見ると、少し緊張がほどける気がすると同時に、なんだかこの地にそぐわないようであった。人々の表情は優しいが、物悲しい気がした。東南アジアではゆく先々で人々に溶け込み、いつも現地の人と間違われ、道を聞かれる私は、初めて白黒の肌の違いがまず人間を分断する環境に身をおいていた。

研究所には、南アフリカと他のアフリカ諸国はもちろん、ヨーロッパ、アメリカ、アジアからの研究者たちが肩を並べて働いていた。プレトリア大学で博士号を修得したばかりの若くて優秀な黒人の研究者と雑談しているときに、彼が言った。「もし、僕が自分の村にいて白人が現れたら、彼は何をしにきたのか、自分に危害を与えるか、とまず考える。そして警戒する。そういうものなんだ」

研究所の外では、同年代のアフリカーナー(注)と意気投合した。彼のおかげで、研究所とDSSで囲われた地区と宿泊施設以外の南アフリカを見て知ることができた。彼は自分の国が抱えるさまざまな傷とともに生まれ、育ち、暮らしていて、その矛盾や影を痛いほど理解しながら、南アフリカを心底、愛していた。だから、一外国人の私にいろいろと見せようと意気込んでくれたのだと思う。

カントリークラブで働く彼は貧しい農場で育ち、子どものころは靴を履かずにどこへでも行って、尖ったものを踏んでも何も感じなくなるほど足の裏の皮膚が厚くなっていた。家計が苦しかった時期には毎日毎食グラノーラだけで食いつなぎ、そのとき以来、グラノーラが食べられなくなったという。アルコール依存症の父親が家で暴力を振るい、自分もそうなってしま

(注) アフリカ南部に居住するオランダ系移民を主体とした白人の民族集団。

うかもしれないという恐怖から、初めから酒は飲まず、ヨハネスブルグのクラブや店で働いていたときも一滴も口にしなかった。他の人が飲んで楽しむのを見るのは好きで、ただ絶対自分は飲まない、と固く決めていた。マウンテンバイクで南アフリカの大自然の中を行く姿は背景と一体化して、本当に幸せそうだった。

南アフリカ渡航前から滞在中にかけて、私は同国出身のJ・M・クッツェーの本を読んでいた。『恥辱』[19]と『マイケル・K』[20]だった。硬くて冷たくてそっけない文章から真実が放たれ、まっすぐに心を射ってくる。宿泊先の個室で夜読み終えた『マイケル・K』は、ごく地味な内容だ。なのに、自分でも不思議なほどに動かされたのは、なぜだろうか。現に自分が土を踏んでいるその地について教えられ、またその地にいるからその文章を理解できて、それまで自分とはまったく縁もゆかりもなかったその地に、自分にも理解できて揺すぶられる何か普遍的なもの、根底に流れるものを本の中に見つけたからだろうか。

南アフリカを訪れる前に私が目にした統計には、後に、実際に自分で見聞きし、経験したさまざまな要素や物語が凝縮されていた。同時に、あの小さな貧しい一角の地域の特徴を超え出る、普遍的な人間のあり方が映されていた。統計、数値、データは多くの情報を与えてくれる。そこから何を拾うか、感じるか、学ぶかは、人それぞれだ。同じ現実を目にしても、人によってとらえ方も着目する点も異なる。

あれから一五年近くの歳月が過ぎ、私は相変わらずパブリックヘルスという分野で生計を立てている。また、その間に結婚し、子どもを産み、家族とともに北欧に移り住んで、そこで暮らしている。親子、家族、教育、健康、豊かさ、幸せ、…自分個人のとても小さな枠組みの中でも、広い世界を見渡してみても、これらの意味についてますます考えさせられている。個人として、社会として、私たちはいったい何をめざし、何に向かっているのだろうか。私たちについて、数値やデータは何を語っているのだろうか。私たちが望む、もっと生きやすい社会とは、何なのだろうか。

1　母親と赤ちゃんを守る
――健康と教育の長期的効果と世代間効果

健康や疾病は胎芽、胎児、新生児期に素因が決定される

虚血性心疾患の死亡率のパラドックス

妊娠中の母親がどれだけのストレスを経験し、毒素にさらされたか？　赤ちゃんの間、どのような栄養を与えられたか？　どれだけの速さで胎児として、赤ちゃんとして、子どもとして成長していったのか？　子どものころから生まれる前までにさかのぼる、人生のごく初期の環

境。この段階で母体と新たな生命に起こったことが、そのずっと後になって、成人した際の健康を左右すると聞いたら、あなたは不思議に思うだろうか、当たり前だと思うだろうか。

一九八〇年代、政治的不安定のためにウガンダでの医療研究に区切りをつけ、母国へ戻った英国人疫学者のデイヴィッド・バーカーは、糖尿病や、心血管疾患、癌などの病気が、遺伝と生活習慣だけで決まるという見方に疑問を持った。遺伝や成人してからのライフスタイルだけでは説明できないとすると、何が要になりうるのか。バーカーは、医学、文化人類学、自然史にわたる幅広い見解に基づき、胎児期と幼少期の栄養の重要性に着目した。

バーカーは、なぜイギリスの南方や東方と比べて、北方の工業地域や北方や西方の貧しい農業地域で一般に死亡率が高いのか、という点についてまず追究することにした。イングランドとウェールズを当時の戸籍本署に基づく一二一二の地方自治体に分割し（八〇の郡区、一五のロンドン特別区、五九の都市部と五八の農村）、データを調べていくうちに、彼は、貧しい地域ほど心筋梗塞や狭心症といった虚血性心疾患の死亡率が高いことに気がついた。虚血性心疾患の危険因子としては高カロリーな食生活や肥満も挙げられ、生活が豊かになるとともに増加する疾患であると考えられてきた。時代とともに社会的状況が改善し、人々がより豊かな生活を送るようになって虚血性心疾患率は上昇したが、「贅沢病」のはずの虚血性心疾患の死亡率が、なぜ貧しい地域と貧しい人々ほど高いのか。バーカーはそのパラドックスに疑問を持った。

バーカーは、一九六八〜七八年の虚血性心疾患による死亡率と一九二一〜二五年の新生児死亡率および乳児死亡率に強い関連性があることを見いだした。[7] すなわち、虚血性心疾患死亡率の高い地域は、その世代が赤ちゃんであったころの新生児および乳児死亡率が高かったのだ。人生のごく初期の栄養不良と、後の栄養摂取状況の変化、そしてそれらの成人後の健康状態への影響が示唆されたのである。

新生児とは生後二八日未満の赤ちゃんを指すが、一九二〇年代当時、新生児の死亡のほとんどは誕生後一週間以内に起こり、低出生体重と深く関連していた。したがって、これらの死は出生後の環境よりも、子宮内の環境に影響されていたことになる。このような死亡のうち八割は「先天的」原因の結果とされ、イングランドとウェールズにおける脳卒中や冠状動脈性心疾患の分布と地理的に相関していた。新生児死亡率と脳卒中・冠状動脈性心疾患との関係性はすなわち、心疾患の素因はすでに胎児の段階で作用していることを示唆するのだ。先天的原因の結果の一方で、生後一年未満の乳児死亡率は、呼吸器感染症、下痢、その他の感染症の結果である場合もある。それは不衛生で過密な住居環境など、出生後の悪影響を反映している。

乳児死亡率と冠状動脈性心疾患・慢性気管支炎の関係性は、出生後の早期の環境の影響を浮き上がらせる。地理的な研究からこのようなつながりが解明されていくというのは意外かもしれないが、個々のケースを取り扱ってみているだけでは全体像はつかめなかったはずで、疫学、人口単位の調査の重要性が浮かび上がる。そして、これらの地理的研究は、子宮内および乳児期の栄養不足が身体の構造、生理機能および代謝を永久に変えてしまい、成人期の冠状動脈性心疾患および脳卒中を引き起こすという仮説を導いた。

人生の初期の環境が虚血性心疾患に関連することは、一九六〇年代から一九八〇年代にかけて、イギリスだけではなくノルウェー、フィンランド、アメリカにおいても、他の研究者たちによって確認された。[4] いずれも幼児期や思春期などの初期段階で劣悪な生活環境や居住施設、繰り返し感染症にさらされたことなどが、後の心臓病のリスクにつながることを示唆した。

イングランドとウェールズの地方自治体データの研究に続いて、バーカーは共同研究で、一九一一年から約二〇年間にわたって、出生時の体重の記録が残っている五千五百人以上の男性を追ったハートフォードシャーの出生コホート研究(注)から、出生時の体重が低いほど虚血性心疾患によって死亡するリスクが高いことを示した。[6, 74] 後に続いた研究によって、同調査に含まれていた女性にも同様の傾向が確認された。その後バーカーらによって、欧州、北米、インドのデータを用いても、低出生体重と成人期の虚血性心疾患との同様の関連性を示すことが確認された。[4] 早産を起因とする低出生体重は当然起こりうるが、アメリカ、イギリス、スウェーデンを含むそれらの研究により、出産にいたるまでに子宮で育ってゆくペースが遅かったことの結果としての低出生体重が、成人期の虚血性心疾患の原因であることが独立して実証的に示されたのである。[4、5] このことはまた、他の研究者たちによる研究でも確認されている。[15] 出生時の体重は、母親の子宮内での環境によってほぼ決まる。低出生体重は胎児が子宮内に何か月いたかにかかわらず、出産にいたるまでに子宮で育ってゆくペースが遅かったことの表示なのである。

これらの研究により、胎児期および乳児期の栄養不足は体の構造、生理、代謝を永久に決定づけ、成人期の慢性疾患のリスクを上昇させるという成人疾患胎児起源説（バーカー仮説）が導かれた。胎児期および乳児期の栄養、ホルモン、代謝の環境が、子の構造と生理を永久にプログラムするのである。[5] それは発達期可塑性（developmental plasticity）の一般的な現象の現れである。

バーカーはこのことを、汗腺の発達を例として説明している。すべての人間において出生時の汗腺の数は同程度であるが、出生時に機能するものはない。出生後の最初の三年間に接する気温に応じて、腺の一部が機能する。暑い環境であるほど、機能するようプログラムされた汗腺の数は多くなる。生後三年でそのプロセスはほぼ完了し、汗腺の数は生涯固定される。汗腺がより多く機能している人はより早く体を冷やすことができるため、幼児期に暑い環境を経

（注）コホートとは、ある特定の研究対象となる集団のこと。出生コホートは、一定地域に特定期間に生まれた全出生児の一群を言う。この出生コホート研究では、出生時から虚血性心疾患が発症しうる成人後まで特定の集団を追って観察し、低出生体重と虚血性心疾患の関連性が分析された。

験した子どもは、後の人生で同様の環境に適応することができる。[4] 子どもの発達と成長、という柔軟さ、弾性という性質のほうがぴったりするような気がするが、並行して可塑性という、元に戻ることのできない、普遍的な、取り返しのきかない変化をこのごく初期の段階で遂げているということを念頭に置きたい。

胎児期に低栄養環境にあると、脳の発達に集中的に栄養が消費され、末梢の腎臓や膵臓などの臓器の器官形成に消費される栄養がその分不足し、成熟を待たずに形成される。人間の胎児には発達のためのヒエラルキーがあり、そのピラミッドの頂点には脳があり、下層のほうに肺や肝臓などの臓器があるのである。子宮内に胎児がいるときには胎盤が肺と肝臓の代わりを務めてくれるので、それらの器官の発達は、より重要な脳の発達とトレードオフされるのである。それは、庭にある植物が、より多くの水分吸収を求めてさらに深く、広く根を張る場合、植物の葉や茎がその犠牲となるのと似ている。人間にとって、胎児期の低栄養環境における脳の発達の代償ともいえるのが、その後の成人期の非感染症疾患（Non-Communicable Diseases：NCD）発症であるととらえられる。[3]

バーカー仮説は当初、賛否両論に分かれ、懐疑派の声もかなり強かった。バーカーは一九八〇年代に取り組みを始めてからその後亡くなるまで数十年間にわたり、この新たな分野の開拓に後半生を捧げた。イギリスの記述疫学、続いて、ハートフォードシャー・コホート調査、アメリカの看護師健康調査、ヘルンンキ・出生コホートなどのコホート研究において、バーカー仮説は多くの支持を得るようになった。

バーカーは、没年に出版された論文の最後で、こう強調している。

「虚血性心疾患、2型糖尿病、乳がんなどの慢性疾患は、人類にとって、避けられる病気なのではないか。何千年もの進化を経て受け継がれてきた遺伝によって義務づけられている病ではない。多くの場合、予防の余地がある。そして、慢性疾患を予防し、健康的に年をとることを可能にするのは、若い女性たちの栄養を改善することである。今日、先進国では、胎児は母胎からバランスのとれていない、偏った栄養を与えられている。途上国の赤ちゃんたちは栄養失調であり、それは彼らの母親が慢性的な栄養失調に陥っているからだ」[3]。

バーカーは論文でも、亡くなる間近に行った公な場での演説でも、このように言い切っている。

「若い女性の栄養と健康を守ることが、パブリックヘルスの根本である」

女性とその子どもたちの健康に投資することで、より生産的で教育水準の高い社会に貢献できる。そのことは数々の文献でも裏付けられている。[72] パブリックヘルスの分野でも、経済学や社会学の分野からも、似通った考察と結論が出ている。女性と子どもたちの健康と福祉に投資することで、社会はコストを削減し、格差を縮め、より平等な機会を提供でき、希望の持てる社会を作ることができる。もっと私たち市民が、優先するように声高く要求すべきことではないだろうか。それは、女性のためだけではなく、子どものためだけでもない。私たち全員が生きやすくなるため、より豊かな社会のためなのである。

出生コホート研究

出生コホート研究は妊婦を研究対象とし、生まれてきた子どもを長期間にわたって追跡するという、生涯の健康という視点に立った研究である。健康は胎児期から幼小児期の環境の影響を強く受けるとする概念であるDOHaD（Developmental Origins of Health & Disease）学説を検証するためには、胎児期から成人期までの何十年もの間、同じ人たちを追っていく必要があるため、そのような出生コホート研究が必須となるが、費用も労力も時間もかさむ膨大なプロジェクトである。

成人のコホート研究は、五〇〜一〇〇万人規模のコホートも存在するが、出生コホート研究は最も大規模なものでも一〇万人規模で、世界でも欧州を中心に数か所で行われているにすぎない。世界に存在する八〜十万人規模の出生コホート研究は、デンマーク、ノルウェー、アメリカ、イギリス、日本（「子どもの健康と環境に関する全国調査」［エコチル調査］）の五研究だけである。[96] まとまった数の人間を世代間にわたって追っていく研究は、非常に限られている。現在、さまざまな規模で各地で行われているこれらの出生コホート研究は、欧州を中心に複数のネットワークを国境をまたいで構築し、専門領域などに沿ってコンソーシアムなどを立ち上げ、データ統合やメタアナリシス(注)などによる総合評価が盛んに行われている。[96]

たとえばオーストラリアのレイン調査(The Western Australian Pregnancy Cohort (Raine) Study)は、一九八九年に開始され、長期にわたり二千人以上を胎児のときから幼少期、思春期、そして現在の成人期まで引き続き追っている。このようなデータから、胎児期の環境が後の人生にどのように影響を与えるかがわかってくる。

たとえば不妊について。不妊は、妊娠を希望し、一年以上避妊せず性交を行っても妊娠しない場合を指すが、妊娠しようとしているカップルのおよそ一五パーセントは不妊を経験するとされ、さらにこれらのカップルのおよそ半分は、男性側に原因があるとされている。[47] 最近出版されたレイン研究からの論文によると、妊婦が妊娠初期に経験した大きなストレスは、子どもの成人後の男性生殖機能の低下に関連していることが証明された。[13]「大きなストレス(Stressful Life Events)」には、近親者や友人の死亡、離婚またはパートナー間の問題、子どもの問題、本人またはパートナーの失職、金銭の問題、妊娠についての強い不安、引っ越しなどが含まれ

(注)複数の科学的研究結果を組み合わせて行う統計分析。

ている。動物実験は、妊娠中のストレスが男性の子孫の生殖機能に影響を与える可能性があることを示唆している。人間においても、出生前の胎児のときに起こることが成人男性の生殖機能を決定するという証拠が得られつつある。

こうして今世紀に入り、進化生物学や周産期生理学の考え方が加わり、単に疾患だけでなく、発達期可塑性とDOHaD学説が提唱されるようになった。出生前の胎児および乳児、幼児など、人間の発達の最も早い段階の環境や出来事が、糖尿病、心血管疾患、喘息、癌、骨粗しょう症、神経精神障害の発生に影響を与える可能性があることについては、疫学研究のみならず、実験研究からも支持される多くのエビデンスが蓄積されている[96]。

「奪われし未来」――個から個へ受け継がれるものが、広がるとき

『奪われし未来（Our Stolen Future）』[21]の著者の一人、環境活動家のシーア・コルボーンは野生動物における異常についての膨大な科学データを検証していくうちに、生物のホルモンを撹乱する汚染物資にたどり着く。外因性内分泌撹乱化学物質（いわゆる環境ホルモン）が後発的な生殖機能障害をもたらし、野生生物の減少につながったという仮説を提唱した。彼女はさら

に、それが野生生物のみならず、人間においても男子の精子数の減少など生殖機能障害を引き起こしている可能性に言及し、警告した。本書が呼び起こした危機感を発端に、環境ホルモンの研究は勢いを増し、規模を拡大しながら今も続いている[34]。

『奪われし未来』で指摘されたいくつかの化学物質については、内分泌撹乱機能を有することが証明されているが、いまだにすべての物質について確認されているわけではない。どの物質がどのような環境影響を引き起こしたかについては、現在も科学的な論争が行われている。動物の生態における観測的な証拠はあっても、自然界で起きていることを動物実験で再現、再検証することは難しい。また、人間においても前述のレイン調査のように、妊娠初期の経験と成人期の生殖機能の関連性を検証できるようなデータはめったにない。

妊婦の経験が胎児に決定的な変化を及ぼし、大人になったときの健康にまで影響を及ぼす。それは後の世代にわたって縦に受け継がれていくだけではなく、横へも広がる。生殖機能障害は、次の世代を残しにくくすることで、その種の個体数や存続に関わる。

二〇一九年に『サイエンス』誌に発表された論文によると、北アメリカに生息する野鳥の数は、一九七〇年と比べて二九パーセント減少し、五〇年前と比べて二九億羽も空を飛ぶ鳥の数が少なくなった。北アメリカのすべての種の約四分の三、鳥の個体数九割以上に相当する五二九種の鳥の広範な調査に基づくこの研究によると、ムクドリやスズメなど従来はよく見かけた鳥たちも、急激な減少を経ていることが明らかになった。多くの原因が複雑に絡んでいるとされているが、主要なのは生息地の喪失と農薬のより広範な使用である[78]。農薬の致死量以下の影響は、内分泌攪乱、食物網の変化、および鳥類の繁殖に影響を与える免疫系の障害を含む。これまでも、特定種の野鳥の急速な減少は世界中で観測され、警告がなされてきた[63]。

人間が作り、使ってきた化学物質、さらに地球温暖化が、どのように絡み合いながら野生動物と人間自身の繁栄に影響しているのだろうか。シーア・コルボーンは、一九八〇年代に五大湖の捕食鳥がどんどん消えていくのを調査していくうちに、環境ホルモンにたどり着いたのだった。「鳥たちはみごとに、何が起こっているのかを物語ってくれた」とコルボーンは言ったが、今、鳥たちの語りつづけている話は何であろうか。

学生のころ、この『奪われし未来』の著者の一人であるジョン・ピーターソン・マイヤーズに、アラスカのデナリ国立公園で偶然会ったことがある。それがきっかけで、私は初めてこの本を読んだ。マイヤーズは、野生動物、とりわけ鳥たちに強い関心を持ち、それが発端で環境の分野へ導かれていったそうだ。バードウォッチングをしながらデナリのツンドラを歩き、鳥の鳴き声を真似する様子は鳥と会話をしているようだった。日本で大学を卒業した後、アメリカでパブリックヘルスを学びたいと思いつつ方向性が定まらずにふらふらしていた私は、当時マイヤーズが率いていたアメリカの財団でインターンとしてひと夏働いた。その後にベトナムへ行き、そこで子どもの栄養に携わって、結局は環境科学ではなく国際保健（Global health）を専攻することに決めたのだが、振り返るとやはり、この胎児期の潜在的な健康障害の重要性という問題が、パブリックヘルスという分野を志すうえで自分の中に一つの指針を与えたのだと思う。

そして自分のパブリックヘルスへの関心は、さらにさかのぼることができるのかもしれない。

私の母は子どもだった私に、胎児性水俣病や森永ヒ素ミルク中毒事件の話をした。環境汚染や社会責任や人体への影響について母が話す言葉をどれだけ当時の自分が理解できたのかはわからないが、それらが当事者の母と子にもたらした計り知れない悲しみは、幼い子どもだった自分にも想像できたのだと思う。普段は一緒に絵本を読んでくれて穏やかで優しい母親が、口調も表情も様子もいつもと違っていた。事の重大さ、怒り。父も母も、娘が理系に進んだり、パブリックヘルスを学ぶと言い出したりすると、なぜ、と不思議そうにしていたが、世界中を航海していた父親や、小さい子どもを相手にでも社会の矛盾を説明できた母親に、知らずと導かれながら、国際保健に魅かれて、その道に進んでいったのかもしれない。

今、自分が母親になり、世の中の人間は悪い泥棒と良いお巡りさんにはっきりと分かれていると信じている自分の子どもたちに、これからどのように社会について少しずつ説明していくのか、考えている。できるかぎり長く、守られた、楽しい子ども時代を過ごしてほしい。一方、世の中では学校へ行きたくても行けない子、ご飯が十分に食べられない子、家庭や家のない子、安全な環境にいない子、生まれる前から逆境に立たされている子が大勢いることを伝えて、自分らで理解していくのを支えたい。

地球は人間だけの住処ではないこと、資源には限界があること、意識をしなければ人間もその他の生物すべても居場所がなくなってしまうということ。女の子であること、男の子であること、肌の色、宗教、伝統や文化、家族のかたち。戦争、貧困、欲、お金、権力。ニュースや新聞を介して知る、悲惨でやりきれない気持ちになる事件。彼らの純粋で唐突な質問に対して、意表をつかれて親としてどのように反応し、語っていくのかわからずに行き詰まる。そして、言葉だけでなく、自分の大人としてとっている行動は、それをよく観察している子どもたちにとって、矛盾がないだろうか、とふと立ちどまり振り返る。いいかげんにごまかそうとする自分に気づくときなど、あらためて親が担う役目の重大さに戸惑う。

水俣病が見せる、生きもののつながり、人間のあり方

二〇一九年十月、熊本県水俣市で営まれた水俣病犠牲者慰霊式に、患者・遺族代表として九

一歳のお齢で車椅子で出席した上野エイ子さんのことを新聞で知り、上野さんの言葉に心を打たれた。[02]ネットの動画でもスピーチの一部を見ることができた。

一緒に漁をしていた夫の忠市さんは、ある日、網を引き上げていた手が不意に震えはじめ、劇症型水俣病を発症し、それからの二週間足らずを、もがき苦しみながら亡くなられた。まだ三十代前半の若さだった。娘の良子さんはその六日後に生まれた。臨月を迎えていたエイ子さんと忠市さんは、子どもの誕生を待ちわびていたのだった。深い悲しみとショックと不安の中での出産であったろうに、上野さんは、生命力あふれる赤ちゃんの泣き声を聞いて、うれし涙を流した。健やかに、元気に育ってくれるよう、夫の分も長生きしてほしい、と願った。ところが、娘はいつまでも首がすわらず、手足が突っ張ったままであった。何も聞こえず、何も話せないまま良子さんは二歳のときに亡くなった。死後の解剖から四か月後に、初めて胎児性水俣病患者と確認された。

「一度でいいから、母ちゃんと呼んでほしかった。」

水俣病は、高度経済成長時代における、環境への配慮を欠いた産業活動がもたらした公害の原点といわれている。それでは到底なまぬるすぎる表現かもしれない。水俣病は、金と権力のある者たちによる長期間にわたる大規模な傷害殺人事件であり、科学的実証が無視されて、より多くの人を救う政策につながることがあまりにも遅れた一例であり、罪のない市民の死と苦しみを黙殺する日本社会のあり方を浮き上がらせ、またそれに屈せずに立ち向かった患者と家族たちと地域の壮絶な物語でもある。

アセトアルデヒド製造工程で触媒として使用された無機水銀から複製したメチル水銀は、長い年月にわたって工場排水として水俣湾とその周辺の海域を汚染した。高濃度にメチル水銀を蓄積した魚介類を摂取した住民に起きたメチル水銀中毒症が、水俣病である。[95] 住民たちは早くから、海に浮かぶ魚の死骸、死んだ貝、育たない海藻に気がついていた。不知火海周辺では、魚を食べた猫や餌に魚を混ぜて与えられていた家畜が狂ったようになって死んでいった。鳥は空から落ちた。そして次は、人間の番であった。原因不明の、似通った重い症状の患者が次々に病院へ担ぎ込まれた。

一九五六年、原因はわからぬまま、水俣病は公式確認された。同年、熊本大学医学部研究班が、水俣病は重金属による中毒であると考え、発生源としてチッソ水俣工場の排水に的を絞った。一九五八年にチッソ水俣工場は排水経路を水俣湾百間港から不知火海に面した水俣川河口へ変更した。その結果、翌年より水俣病の発病は水俣川河口付近および隣接する地域と不知火海沿岸全体に拡大していった。排水経路の変更は、地域社会に生きている人間を使った残酷な実験となり、水俣病の原因が確固たるものになっていった。一九五九年には熊本大学により有機水銀説が公式発表され、チッソの排水、魚介類の摂取、動物と人における水俣病の発症の関連が、複数の研究により科学的に検証された。にもかかわらず、水銀を使ったアセトアルデヒド生産工程の廃水はその後も海に流されていたとされる。チッソ水俣工場はメチル水銀化合物を流す原因となったアセチレン法アセトアルデヒド製造を一九六八年五月に中止するまで続けた。チッソの流したメチル水銀が水俣病の原因だと政府が公式見解として発表し、水俣病を公害病と認定したのは、同年九月になってからのことだった。水俣病の公式確認から一二年の歳月が経っていた。[104]

水俣病認定患者は二〇二〇年四月現在、熊本県、鹿児島県両県で計二二八三人、うち一九六一人はすでに死亡し、両県で一五〇七人が認定申請の審査を待っている。[92] 水俣病被害者救済法(二〇〇九年施行)に盛り込まれた、不知火海沿岸全住民の健康調査が行われていない現状について、環境省は今もって「調査の手法を開発中」と繰り返すばかりだ、と『熊本日日新聞』の記事は指摘する。

胎児性水俣病は、母親が食べた魚介類に含まれたメチル水銀が胎盤を通じて影響を及ぼす病気である。妊娠、分娩時には異常がなかった場合が多く、言葉を発しない、首がすわらない、歩行ができないという脳性小児麻痺(ポリオ)患者に見られる症状を発達期になって呈した。脳の発育が不十分だったり神経細胞が壊されたりし、感覚障害や運動失調などを発症する。胎児性水俣病患者を生んだ母親には水俣病の症状がないか軽度であることのほうが多く、「自分が無事でいられたのは子どもが体内から毒を吸い取ってくれたおかげ」と話す複数の母親たちの言葉は後に、動物実験および人間の母親と胎児を研究することで科学的に実証された[95]。

胎児は胎盤を介して母親から酸素や栄養を供給される。その胎盤は母体から、無機水銀やカドミウムなどの有害金属が胎児へ移行するのを制御する役割も持つ。しかし、重金属のなかには、胎盤が胎児を守ることができない元素もある。メチル水銀は必須アミノ酸であるメチオニンと類似の構造を持つメチル水銀―システイン抱合体となり、中性アミノ酸輸送系を介して体内に取り込まれ、血液脳関門や胎盤をも容易に通過する。特に胎児はアミノ酸の要求量が高いため、システインと抱合体を形成したメチル水銀は胎盤をとおして能動的に胎児へ輸送され、へその緒の血中水銀濃度は母親の一・五から二倍の高濃度になる。胎児期の脳は、メチル水銀への感受性が高く、さらに体のサイズゆえに母親よりも高濃度でメチル水銀を蓄積するため、水俣病のような妊娠期の高濃度メチル水銀暴露は胎児の脳に取り返しのつかないダメージを与える[95]。

一九五〇年代、水俣病はまだ「奇病」と呼ばれていた。原因のわからない病として、患者は隔離病棟に入院し、けいれんし、もがき苦しみながら最後は暴れ続け、無残な最期を遂げた。命を取り留めても、村では患者とその家族に対しての執拗な差別といじめが待っていた。病は隠された。親の入院中、子どもたちを心配して訪れる者はいなかった。買い物をするにも、差し出したお金を受け取ってもらえず、伝染病あつかいされた。[103] 昔は大漁続きだった水俣湾には異変が訪れた。魚は獲れないようになり、少し獲れても誰も買わないようになった。漁民の生活がもうどうしようもなくなった時、もう何も失うものがなくなってしまった時、チッソと行政に対しての怒りが運動になっていった。しかし、それはさらなる住民たちの分断を意味した。裁判で訴える者、それに反対する者。行動する者、それを犯罪扱いする者。それは社会を、集落を、家族を引き裂いた。

「私たちが受けた差別や苦しみを与えた言葉は決して忘れたわけではありません」

あまりの辛さに一時は水俣を離れた上野さんは、亡くなられた良子さんのことが気がかりで、水俣へ戻られた。水俣病患者の福祉施設に勤められ、胎児性患者を良子さんに重ねて定年まで介護に当たった。水俣病資料館の語り部として二〇年間、他の患者と患者の家族と共に若い世代へ体験を伝えてきた。上野さんご自身も水俣病認定患者である。

慰霊式での上野さんの祈りの言葉は、娘さんへの謝罪で始まった。

「死んでしまった良子　お前は母ちゃんと呼べなかった　つらかったろう　淋しかったろう
母は心からおわびしたい」

良子さんと過ごした短い二年間の後、六〇年間、毎日、娘さんのことを想い、娘さんに謝ってきたのだろうか。良子さんが誕生し、産声を聞いた日のことを。「ポリオ」と誤診された日のことを。娘を連れて抗議の座り込みをした日のことを。二人だけで静かに過ごした日のことを。解剖されて軽くなった娘をおぶって帰っていった日のことを。

「死んでしまった良子　この世でお前は何も見えなかった」

どんなにむごい差別や偏見にさらされても、娘がそれを見聞きすることを免れたという安堵よりも、やはり何よりも、生まれてきたこの世界を娘に見てほしかっただろう。母親の自分を見て、母親の声を聞いて、安心してもらいたかっただろう。

「死んでしまった良子　おまえは今も寝たままなの　目は見えるの　手足は動くの　母はもう一度　逢いたい　見たい」

豊かな海であったふるさとの水俣湾を失い、代々継がれてきた家業であり生業である漁を失い、海の恵みを失い、自分の健康な体を失い、生命の源である安全な水と食べ物を失い、行政に対する信頼を失い、家族同士、親戚同士、地域コミュニティの人と人としてのつながりを失い、父親も、兄弟も、夫も、一人娘の命も、失った。あまりにも失ったものが多く、重く、怒りと恨みと悲しみのみが心にごうごうと渦巻いても、誰も責められないような境遇に生きてきたのに、なぜこのような優しい言葉が、すべてを経て、なおも残るのだろうか。世間の、人間の、どうしようもない醜さと無知を身をもって経験したからこそ、次世代への希望という美しい贈り物を渡してくださるのだろうか。一生をかけて、水俣病患者のケアをし、このような悲惨な公害病を起こしてはいけないことを伝えてきた、上野さんこそが本当の勝者だと思う。それは、母親として、人間として、真に強い者しか、到達しえない境地であるから。


「ここにいる皆さんに、私からのお願いです。

水俣病で亡くなった多くの人たちの生命（いのち）をけっして無駄にしないでください。

私のようにつらく悲しい思いをしないで済むように、自然を大切にすると約束してください。

どうか皆さん、水俣病のことを忘れないでください(注)」

子どもたちに投資する――アメリカ低所得層の早期教育プログラム

バーカー仮説は、疫学や生物学などの自然科学のみならず、人文社会学でも浸透していった。なかでも、経済学者たちは胎児期の環境と経験が、成長後の健康、学力、学歴、収入などにどのように影響を与えるのかについて追究し、信頼できる豊富な観察的証拠を蓄積していった。

ペリー就学前計画（Perry Preschool Project）は、アメリカで最も早くから取り組まれた、長

（注）上野さんの鍵カッコ内の言葉は全て［102］より引用している。

期間の追跡を伴う幼児教育実験である。一九六〇年代にミシガン州デトロイト近くの小さな町、イプシランティのペリー小学校のアフリカ系アメリカ人の低所得家庭の子ども一二八人が実験に登録され、うち一二三人が実験を完了した（四人は引っ越したため実験を完了せず、一人は実験開始直後に死亡した）。データ収集はベースラインとなる三歳児の時点で開始され、子どもたちは、同様のIQ、性別の割合、および社会経済的背景を持つ二つのグループに無作為に分類され、片方のグループは小学校入学前の二年間、五歳まで、平日に二時間半の就学前教育を無料で受けた。また、ペリー小学校の教師から週に一回、一時間半の家庭訪問を受けた（そのうち二五パーセントの子どもたちは三歳児、四歳児の二年間ではなく、四歳児の一年間だけ就学前教育を受けた）。一五歳になるまで毎年調査によりデータ収集は行われ、また、一九歳、二七歳、四〇歳、五五歳の時点でもさらに調査が行われた。五〇歳半ばの時点でも、一二三人の参加者の八三パーセントが引き続き調査の対象者となっていた。一二パーセントの参加者は最新の調査ではすでに亡くなっており、他は所在不明であった。

この早期教育プログラムは、意思決定や問題解決を伴う活動を中心としたアクティブラーニング（「能動的学習」と和訳されており、受動的な学び方とは対照的に主体的、対話的で深く学ぶ手法）を重視したカリキュラムで構成されていた。学校の教師またはスタッフによる家庭訪問では、親が就学前教育のカリキュラムを自宅で適用するのを支援した。

当初、ペリー就学前計画は、貧困層の子どもたちのIQを改善する方法として期待されていた。このプログラムによって、多くの子どもたちのIQの向上が確かに実証されたが、それらの効果は数年後にはほとんど消えていた。しかしその後も、就学前教育を受けたグループと受けなかったグループの以後の生涯にわたって追跡調査が行われ、プログラムの意義深い利点が評価調査をとおして見つかった。

就学前教育に参加した子どもたちは、参加しなかった子どもたちと比べて高校を卒業する可能性が高く、より多くの収入を得て、社会情動的スキルもより優れていた。ここでいう社会情動的スキルとは、目標を達成する力（たとえば忍耐力、意欲、自己制御）、他者と協働する力（協調性、信頼、共感）、そして情動をコントロールする力（自尊心や自信）を含む[46]。また、刑事司法制度に関与すること、婚外の出生がいずれも少なく、成人してから福祉援助に依存する可能性も低かった。この影響は特に男性に顕著であり、プログラム参加者の子どもおよび、その兄弟姉妹にも一貫して観察された[41]。

彼らは、その後、前述のように幾度も調査対象となり、プログラムを終了した時点で五歳だった人々が五五歳になった時点で行われたインタビューに基づく研究結果が、二〇一九年に発表された[39、40]。ペリー就学前計画参加者の中年期における人生の結果とその子どもたちの人生についで調べたこの研究は、一二二人と規模は小さいが、就学前教育を受けるグループと受けないグループを無作為に割り振り、調査回答の欠落などを考慮した技法を使用している。

研究から、就学前教育を受けたグループは、本人もその家族も長期的に、教育、健康、就職、市民生活ともに利益を得たことが明らかになり、さらにそれは彼らの子どもたちにも受け継がれ、世代間効果があることもわかった。就学前教育は、より幸せな人生を送る次世代の力強い、健康な家族をもたらし、次世代の上昇移動に大きく貢献していた。これは、幼児を対象とした就学前教育が貧困の悪循環を打破するための効果的な方法である可能性を示している。

ペリー就学前計画は当初の目的であった、幼児教育対象者のＩＱを常に上げるということはできなかったが、逆にいえば、ＩＱのような単純化された認知能力の測定値というのは、人生の成功を予測する指標とはならない。なぜ、就学前教育を受けた子どもたちは、そうでない子どもたちと比べて、就職も、健康も、認知能力も社会情動的スキルも良い結果が出て、男性の犯罪率、特に暴力的な犯罪率を下げたのか。子どもたちの家庭環境の改善と両親と子どものつながりの強化が、このプログラムの長期的効能の源とされている。

懐疑的な声もある。ペリー就学前計画はごく少数の子どもたちを対象に行われた、高価で質の高い教育であったため、数十万人、数百万人という単位にどれだけスケールアップできるのか、はたして可能であるのか、という疑問がある。また、一九六〇年代に少数の子どもたちに効果があったプログラムが、現代の子どもたちにも適用できるのか、という疑問の声も上がっている。

たとえばアメリカで行われているヘッドスタート（Head Start）は、百万人の規模で三歳児と四歳児を対象に就学前教育を提供している。大規模な政策に生かされる教訓は、このようなプログラムの研究からより確実に得られる可能性があるが、ここまでの大人数に対する教育の評価というのはデータ収集などを含めて取り組むのが難しい。教育の質が均一でない可能性も高く、何がどうなっていて何が効果があるのかというのはずっと見えにくくなる。だからといって、純粋な、実験室で精密に行われたことを現実世界に応用し、研究を再現することはほぼ不可能だろう。

ペリー就学前計画やヘッドスタートを含めた多くの就学前教育プログラムを評価した研究は、総じて幼児期の教育は価値のある投資であることを示す、と結論づけている。[26] 認知能力および社会情動的スキルは環境に敏感であり、人生の早い段階でこれらを学ぶことは永続的な効果を生み出す可能性がある。

就学前教育プログラムのほとんどの評価は、これらの就学前教育がその後の小学校における学習と生活に子どもたちをより周到に備えたことを示しているが、達成テストなどは通常、時間の経過とともに効果が低下する。しかしやはり、ペリー就学前計画だけではなく、二十年以上前に幼児教育を受けた子どもに関するいくつかの研究でも、就学前教育が子どものその後の人生に永続的な影響を与え、学歴と収入を向上させ、犯罪行為を減少させる場合もあることがわかっている。そのため、これらの研究は、質の高い幼児教育プログラムは、費用をはるかに上回る利益を生み出す可能性があるとしている。[26]

まだまだわかっていないことも多い。なぜ学習効果は時間とともに薄らぐのに、生涯にわたっての効果が顕著に表れるのか。早期教育のどのような特徴や性質が大切なのか。重要な問いに対する答えが、なお追究されつづけている。

ペリー就学前計画に当初から携わり、関連論文の共著者である、シカゴ大学教授ジェームズ・ヘックマンは言う。

「質の高い保育と就学前教育は、貧しい人々のためになるだけではない。すべての人々にとってお金を節約することになる。全納税者、中流・上流階級を含むすべての人々にとって、節約になるのだ」

ヘックマンらは、ペリーの就学前教育のプログラムが生涯にわたって個人の収入を増やし、福祉制度の使用を減らし、犯罪行為を減らした経済的効果により、社会的利益率は七～一〇パーセントになると計算している。この費用便益分析の結果は、税金への負担と三パーセントの割引率を考慮したうえで言いかえると、四歳児一人当たりに投資した一ドルは、社会におよそ七～一二ドルの現在価値で返還されていることを示している。[42]

子どもたちに投資すること、特に貧困層の子どもたちに機会を与えることは、道徳的、人権的、感情的な観点からのみ理に適うのではない。このことで、社会は犯罪率、医療費、社会補助を減らし、より幸せな人生を送る次世代の力強い、健康な家族を生み出しているのだ。

【コラム】子どもたちの可能性を、選択肢を、さらに広げる

大学を卒業してから初めて働いた東南アジアの国はベトナムであった。子どもの栄養改善の案件に携わった。

ハノイの空港に到着したときから、路上では乱暴な運転が繰り広げられ、クラクションが鳴りつづけ、日中に大通りの街角に立つと騒音と砂ぼこりと大気汚染で頭がくらくらした。当時はまだ、多くの人々が生活の大半を外で営んでいた。家族でご飯を食べたり、赤ちゃんをあやしたり、子どもの体を洗ったり、夕涼みをしながらおしゃべりをしたりと、通りでは日常の一コマもすべて開けっ広げで、人間の一生の縮図を見るようだった。歩道の木陰に高い背の、合皮張りのふかふかとした椅子が置かれて大きな鏡が住宅の塀にかかっている床屋は気持ちが良さそうで、一度髪を切ってみてもらいたかった。それはかなわなかったが、小さな椅子が青空の下にいくつか並んだ茶屋がいきつけになり、食事はいくつかの馴染みになった家族経営の屋台で食べた。ホアンキエム湖の周りを散歩していると、人懐こい子どもたちが一緒にボール遊びをしようと誘ってくる。ベトナム語の旅の指差し会話帳を持っていたのだと思うが、それを使いながらボール遊びの合間に身振り手振りで会話を試みたりしていた。子どもたちは学校へ通っていないらしく、実際の年齢は彼らの華奢な体型と背丈から予想するよりもいくつも上であった。

この子どもたちが、伸びうる限り伸びて、健康に育つことに少しでも貢献できるなら、それは意義のある仕事だろうな、と思った。それが、以前から学びたかったパブリックヘルスのなかでも、国際保健を専攻するきっかけとなった。

後に、大学院で経済学者アマルティア・センのケーパビリティ（潜在能力）の概念を学んだ際、国際開発やパブリックヘルスを考えるベクトルのようなものが定まり、どこかすっきりしたような気がした。それは国際開発の分野に携わる多くの者たちに、共通する感覚なのではないか。所得や富の増加は、あくまで一つの手段であり、開発の本当の目的は、人々が享受する自由を拡大させ、可能性を広げることであるととらえた。健康に育つこと、十分な栄養を得られること、避けられたはずの病気にかからないこと。読み書きができ、教育を受け、市民として社会に認められること。自尊心を持てること。個人や社会や国に力をつけること。そのことで可能性を、選択肢を、さらに広げること、それが発展の目的だ、と。

教育の目的というのも似ているのではないかと、最近思う。教育は、個人個人の、何ができるかという可能性を広げることにあるのだろう。そのために、十分な栄養と睡眠と運動を保証されて育つこと、安全で安心できる家で家族と暮らせていること、そのようなことが前提になる。目まぐるしく変わってゆく世の中で、今の子どもたちが成長したころの社会がどのようになっているのか、誰もはっきりと思い描くことはできない。予想のつかない将来には、小手先の知識などは役に立たない。どんな力が子どもたちの中に育まれ、それが生きる力となり、選択肢が広がり、より豊かな人生を歩めるのだろうか。

【コラム】「個性」と生きやすさ

数年ほど家族で過ごしたアメリカから日本の公立中学校へ転校したとき、多様性という点で私の環境はがらりと変わった。アメリカの中学校では、人種、宗教、国籍、髪の色、服装、親の職業、家庭事情、みんなそれぞれ異なって当たり前、その多様性が素晴らしいと教えられた。もちろんそれは、根強い差別、極端な不平等、移民同士の軋轢などと背中合わせに育まれてきた社会的通念でもあるが、それが一気に、全員日本人、全員制服とお揃いのジャージ、全員校庭で規則正しく並び、同時に同じことをする、画一的な集団へ移った。

その中で一人、同学年で際立つ子がいた。ひょろっと背が高くて、赤縁めがねをかけて、鋭いのに焦点の定まらない目つきをしていた。帰国子女で転入生の私に向かって真っ先に「アメリカかぶれ！　きちくベー！」と叫んでいた。ある日、同じバスにたまたま乗っていたとき、運賃を持ち合わせていなかった私が降車するときに運転手さんに謝っているところを目撃され、次の日から「三十円めぐんでくださーい。乞食ですー」と声をかけられるようになった。頭が切れて、一人で突っ走り、誰にでも、学年にかかわらず生徒にも、教師にも同じような態度を貫いた彼を、私は次第に面白がって、そして尊敬するようになった。運動会の行進曲が鳴り渡るなか、熱血体罰体育教師に怒鳴られ、蹴られながらもふにゃふにゃとした行進をしたりとわが道をゆく彼のおかげで、なんだか残りの私たち皆が息をしやすかった。あんなに自由に自分を貫いて生きている一個人が存在すると、残りの私たちは、「みんなとちょっと違う」程度でお互いに騒ぐことがばからしくなったのだろう。もともと多様な環境にあるそれぞれの豊かな個性よりも、均一であることが前提となっている環境でしぶとく光る、光らざるを得ない個性が強烈だった。

私が二〇代後半のころ、卒業以来初めての同窓会があった。私たちの大好きだった美術の先生だけが唯ひとり、当時とまったくお変わりなく、そのことを皆で笑ったり、中学校のときからの夢のとおりに宮大工になった同級生の話を聞いたりしていた。「ねえ、赤縁めがねの彼はどうしているか知っている？　連絡とっている？」「ああ、」言いにくそうに、優しく、同級生たちが話した。「あのね、聞いた話だとね、遠くで亡くなってしまったんだって。」

急にぽっかりと穴が開いたようだった。和気あいあいと会話が続くなか、私は今しがた拾ったいくつかの言葉と言葉を結びつけて、彼のあまりにも短すぎる、火花のような人生を頭の中で追おうとしていた。強烈な個性が光る人や、ものすごく優しい人ほど、この世はどうしてしんどくて、生きにくくなるのだろう。自分を削って周りに適合できること、心に硬い皮を張り巡らせてしまうことが大人になるということなのだろうか。彼がいなかったら、私はひょっとして日本の中学校生活を乗り切れなかったのではないか。高校や大学へ進んでからも、いや、その後もずっと、どこかであのひょうひょうと生きている彼のことを考えるだけで、なんだか自分も自分でいいのだと吹っ切れたようなことがあったのではないか。

中学三年生のお正月明けの書き初めで、「一日一善」、「公明正大」、「天真爛漫」などが整然と並ぶなか、彼の長さの違う半紙にはみ出した、みみずのような「セックスピストルズ」の字が、今でも目に浮かぶ。

男女の産み分けと女性差別が及ぼす次世代への危害

アマルティア・センの共著論文「The hidden penalties of gender inequality : fetal origins of ill-health（ジェンダー不平等の隠れた罰則 ── 胎児を起源とする不健康）[73]」を一言でまとめるとすれば、母親となる女性が、胎児期から母親になるまでの間、十分な栄養と健康を与えられないと、それは彼女の子どもたちの健康を害するというかたちで、結果が社会へ跳ね返ってくる、ということである。当たり前のことではあるけれども、この論文がきっかけで、私の中でははっきりと、ジェンダーの不平等、子どもの健康と成長への弊害、次世代の育成への影響、という終わりのないサイクルが見えてきた。

センの生まれたインドをはじめ、南アジアでは男女差別がいまだに甚だしい。夫婦は息子を望み、娘が生まれると負担とみなされ、妊娠中絶や子殺し、ネグレクトの対象となってしまうことがある。家庭内でも差別は続く。娘は息子と比べると、栄養を十分に与えられず、教育も受けられず、心身ともにポテンシャルを最大限生かさないまま成人する。そして母親になるとき、それまでの彼女の生涯の負担は彼女の子どもたちに ── 性別にかかわらず、息子も娘も両方ともに——受け継がれる。男女差別は、女性だけを痛めつけるのではない。男性も含む、すべての人の健康を傷つけ、それによって社会に多大な経済的・社会的負担を負わせるのだ。

このことは理論的な研究だけではなく、マイクロレベルでのデータを使った実証的研究でも同様の結果が得られている。たとえば、劣悪な疾患環境下にあるインドの貧しい地域では、母親の健康が子どもの生死を左右する、強力かつ重要な予測因子であることがわかっている。乳児死亡率が高い州の農村部では、母親の平均身長（平均身長は、ある人口における栄養状態と健康の指標である）が一〇センチ高いことは、新生児の死亡する確率が一・七パーセント下がり、出生時体重が五パーセント増加することに関連している。[1] これらの推定値は、この地域の母親の人的資本への投資が、子どもの生存率と栄養状況の大きな改善を伴う可能性があることを示唆している。

人工的な操作などの外因がない自然状況の場合、出生時の性比は、人間の母集団全体で一貫しており、女性の出生一〇〇人に対して男性の出生は一〇五～一〇七人である。この若干多めの男性の出生比は、すでに一七一〇年にロンドンの人口の記録として残っており、それ以降、数々の統計と研究で確認されている。欧州二四か国における一九六二年から一九八〇年の出生に関する主要な研究では、性比は一〇五～一〇七で、中央値は一〇五・九であった。後者の数値は、性比の偏差を計算するためのベースラインとして広く使用されている。[43]

出生時の性比に影響を与える要因として、すでにいる子どもの数と性、両親の年齢、戦争、環境にある毒素などが挙げられている。水俣市でも出生性比率の変化が観察されている。

「出生時の性比」と「人口の性比」は別物である。正確なデータに基づく出生・死亡登録と、出生・死亡・死産に関する動態統計が入手しにくい国々、一部の集団においては、出生時の性比のデータを得ることは難しい。特に、自宅など施設外での出産、望まれない、もしくは見捨てられた乳児の出生は多くの場合、記録されることがない。たとえば中国で一人っ子政策が施行されていた間は、政策で認められない出生に関して、隠したいという動機が伴った。それが男子選好の強い伝統と合わさって、女児の幼児殺し、児童虐待、ネグレクトにつながった。[50,51]

「人口の性比」は、人口の女性一〇〇人ごとの男性の総数を指す。これらのデータは、国勢調査などで得られるため、「出生時の性比」よりも信頼性があるとされている。出生時の性比は男性のほうが大きいが、性別の死亡率は一貫して女性のほうが低い。女性は生涯をとおして病気に対する抵抗力が大きく、寿命も長いため、健康と栄養状態が男性と同等の場合、女性のほうがあらゆる年齢層において低い死亡率になるのだ。さらに男性の場合は女性に比べて一般に暴力やリスクを伴う行動に関わりやすく、それは早すぎる死亡率につながるため、男女の死亡率の差が広がる。[43]

あらゆる人間の母集団において、一般に女性の出生一〇〇人に対して男性の出生は一〇五〜

一〇七人になっていると書いたが、歴史的に息子を好む傾向が強い東アジア、南アジア、中東と北アフリカの国々では、二〇世紀後半以降、性比はこの傾向から大きく逸脱する。

男子選好は、超音波診断による胎児の性別の決定と性別選択的中絶により胎児から始まり、生まれた後も、女児のネグレクトと放棄による高い死亡率に露わになる。一九八〇年代から超音波による性別診断が多くのアジアの国々で普及した。性選択技術が、小さな家族を推奨する政策と重なることで、性比はさらに高まることになった。

韓国は、性選択技術を他のアジアの国々に先駆けて導入し、非常に高い性比を早くに報告した国であった。大邱《テグ》は、ソウルと釜山《プサン》に続く韓国第三の都市であるが、一九八〇年は普通であった出生時の性比は、一九九〇年に一二二〜一三〇にも跳ね上がった。[36] 一九九〇年代半ばから、韓国政府はそのような歪みの危険性を警告する啓発キャンペーンを開始し、性別選択技術を禁止する法律がより厳格に施行された。将来予想される花嫁不足に焦点を当てた広範な影響力のあるメディアキャンペーンにより、性比は一九九八年の一一六から二〇一八年の一〇五にまで低下した。[43, 18]

インドでは、女の子のほうが男の子よりもずっと少なく生まれている。それも、性選択技術と性別選択中絶によるものであると、一億以上の世帯調査のデータを使用した研究で明らかにされている。[49] それは、第一児と第二児が女性であった場合、第三児の性比が著しく大きくなることに現れている。

中国は、一九七九年に導入された一人っ子政策のために、強制的な低出生率を持つという点で独特であり、これが男子選好の強い伝統と合わさって、報じられている出生時の性比は、一九七九年に一〇六であったのが、一九九〇年では一一一、二〇〇一年では一一七、二〇一八年では一一三となっている。[43,18]

最近の研究による計算では、一九七〇年から二〇一七年の間、世界でも出生時の性比が著しく高い一二か国では、累計で二千三百万人の「喪われた女性（Missing women）」がいたとされる。全体の九五パーセント以上が、中国（五一パーセント）とインド（四六パーセント）に集中している。[17] 一〇〇人単位で見るとわずかな差に見えても、大国の人口で、億単位になると、それはまた別の話になる。二千三百万人は、存在するはずで存在しなかった、女性の命の数だ。ジェンダーの不平等というのは多くの場合、隠れて潜むものである。この場合も、「いない女性」として、ひっそりと潜んでいるのを、綿密なモデルを使って数値化することで、そのスケールを映し出す。女性であるか、男性であるかは、ここでは文字通り生死を分けることなのだ。

このゆがめられた人工的な性比率は、社会にどのような影響を及ぼすのだろうか？ 一九八〇年代から顕著に現れてきた性比の変化は、「余剰」の若い男性の大規模なコホートを作り出し、現在、彼らは生殖年齢に達している。中国やインドでは、地域によっては一二〜一五パーセントの若い男性が過剰となる。これらの男性たちは、結婚することや家族を持つことが重要視される社会に身をおきながら、独身のままでいることになる。このような状況下では、社会の下位階層の、若い男性たちが、ますます疎外されていく。その追いやられた若者たちが、反社会的行動と暴力のレベルを高め、最終的に社会の安定と安全に対する脅威をもたらすと予測されている。

よく引用される「男性の余剰、平和の欠乏（A Surplus of Men, a Deficit of Peace）」と題した論文[45]は、アジア諸国の性差の不均衡は結婚対象となる女性の不足をもたらし、それは若い未婚男性が犯すレイプなどの犯罪率の上昇につながると主張している。後に研究は書籍にまとめられ、十年以上経った今、インドでの状況をなお言い当てているのかもしれない[44]。

二〇一二年のニューデリーで起きた集団強姦事件は、性暴力が世界で最も高い頻度で起こるといわれている街でも、群を抜く残虐性を持つものであり、市民を激怒させた。

二三歳の学生、ジョティ・シンは、男性の友人と映画館から帰宅するところであったが、市バスと間違えて無許可のバスに搭乗した。それは罠だった。二人はそこで六人組の男と少年に鉄パイプで暴力を振るわれた。女性は何度も六人にレイプされ、体を噛みつかれ、殴られ、鉄パイプでも女性器に激しい性的暴行を受け、最後に二人はほぼ裸のまま夜の道にバスから放りだされた。頭や腹部、生殖器、子宮、腸に重傷を負った彼女は、病院に運ばれた後、一部の臓器を摘出しなければならず、複数回にわたる手術を受けたが、二週間後に死亡した。死刑判決を受けた容疑者の一人は、後にＢＢＣのインタビュー[8]でも、レイプされたのは女性のせいで、レイプされている間は抵抗すべきでなかった、自分たちが死刑を言い渡されれば、今後はレイプ後に女性たちは殺されるだろう、と話していた。彼は女性を人間ではなく、物としてとらえていた。独立した、強い若い女性を物として扱うことで、自分の存在を正当化しようとしていた。

最近のインドのニュースを見ても、幼い子ども、カーストや宗教で見下されている階層の女性たち、耳が聴こえないなどの障害を持つ若い女性がレイプや殺人の被害者になることが後を絶たない。その家族やコミュニティも押しつぶされている。単発的に見ても一つ一つが卑劣な事件だが、その累計した効果というのは、いかなるものなのか。女性たちが受けた苦しみは、次の世代の子どもたちをどれだけ傷つけ、苦しみをまた背負わせられることになるのだろうか。

【コラム】一冊の本

工藤直子

こどものころに　みた空は

ひとはみな
みえないポケットに
こどものころに　みた　空の　ひとひらを
ハンカチのように　おりたたんで
入れているんじゃなかろうか

そして
あおむいて　あくびして
目が　ぱちくりしたときやなんかに
はらりと　ハンカチが　ひろがり

そこから
あの日の風や　ひかりが
こぼれてくるんじゃなかろうか

「こどものじかん」というのは
「人間」のじかんを
はるかに　超えて　ひろがっているようにおもう
生まれるまえからあって
死んだあとまで　つづいているようにおもう

（『工藤直子詩集』工藤直子　角川春樹事務所　ハルキ文庫）

＊

この数十年間、海や国境を越えた引っ越しを何回もしているうちに、なるべく所有物を最小限に抑えようとする習慣がついた。どうしても手元に置きたい本以外は、本の数も抑えるようになった。

そんななか、ずっと手放さなかった本の一冊に、工藤直子の詩集がある。[9] 読むと、心がいったん切なくなって、涙をちょっと流して、さっぱりして、優しくなれる気がする。彼女の日本語の言葉は、世界のどこにいても身近に置いておく必要が、私にはある。このスリムでコンパクトな一冊が与えてくれる心のよりどころ。

最近になってひょんなことから知った、工藤直子の息子で漫画家の松本大洋の『Sunny』[10]。さまざまな事情で親と一緒に暮らせない子どもたちが育つ施設が舞台で、ご自身の経験に基づいているそうだ。一時帰国したときに全巻を購入し、夢中になって読んだ。長新太の絵がぴったりと合う工藤直子の詩とはまったく異なる世界観、タッチ、感覚なのだけれども、どんなに硬くなった大人の心でも洗われるような、それこそあの日の風やひかりがこぼれてくるような、切なさと優しさにあふれている。その涙で洗われて優しくなるような感覚が、親子の作品で共通しているのだ。

スーツケースに詰め込まれた人量のお米や食料品の間に大切にしのばせてヘルシンキへ運ばれた全六巻は、さっそく読んでもらいたい人に押し付けるようなかたちで貸しだされている。戻ってきたら、新しい本や絵本でぎっしりになってきてしまった本棚に、しっかりとスペースを作ろうと思う。

2　世代間に伝えられる富、健康、福祉——広がる格差

富と貧困の継承

前の章では、どれだけ母親と子どもの健康と福祉が、長期的な影響を与えるのかを見た。この章では、世代間にわたって、どのように富、健康、幸福が受け継がれていくのかを見ていく。Social mobility は「社会的流動性」と訳されている。今いる場所から、どれだけ社会的地位が変わりうるかを表す。一代でも変化は起こりうるが、たいていは、親と子ども、と世代にわたってどのように社会的立ち位置が変わったかを見る。

「一億総中流」に代わって「格差社会」と叫ばれている日本も、「アメリカン・ドリーム」に

象徴されるアメリカも、それぞれどこまでが幻想で、どこまでが現実なのであろうか。

社会的流動性に関するOECDの報告書によると、OECD諸国と一部の新興経済国では、一九九〇年代以降、所得不平等が拡大しているため、社会的流動性は失速している。社会的に下層にいる人々がほとんど出世できない一方で、最も裕福な人々の大半がその財産を維持している。流動性のパターンや強度は国によって異なってくるが、それがおおまかな結論であった[70]。

社会的構造をはしごに譬えて、底辺から天辺まであるとすると、両端は「粘着性がある」、「ねばねばとしている」と報告書は表現する。底辺でも、天辺でも、一度そこにいるとなかなか離れられないようになっているのだ。最貧層の家庭に生まれた者は、そこから這い上がるのが非常に困難だし、最富裕層の家庭に生まれた者は、両親が天辺から落ちないように自分たちの資産を使って確保し、財産を次代に受け渡すことで維持する。

貧しい家庭で育ち、親が不健康であることは、自身の不健康を予測する主な因子であった。また、低学歴の両親を持つ一〇人中四人が、自身も低学歴になり、一〇人中一人だけが大学へ進学した。これに対して、高学歴の両親を持つ子どもたちの三分の二が大学に進学する。低年収の親を持つ子どもの三分の二は、親よりも高収入になりうるが、大半が、すぐ上の収入グループに昇格するだけである[70]。

世界銀行も、OECDと同年に、社会的流動性に関する報告書を出版しており[88]、OECD諸国以外の、アフリカやアジアのより多くの国々も分析に含まれている。それでも結果はOECDの報告書と同様であった。貧しい家庭、特に世界でも最も貧しい地域に生まれた者は世代にわたって、将来はしごを昇ることができる可能性は低い。低・中所得国で子どもが学校へ通う可能性は、低学歴の親を持つ貧しい世帯の間で著しく低い。また、世界で最も貧しい人々が最多な地域であるアフリカと南アジアの社会的流動性が、平均して最も低いことをこの報告書は示した。一部の低所得、または紛争に影響された「脆弱国家」（国民の安全や生計を保証するという、国家に不可欠な役割を果たしうる能力および意欲が欠如している国々）とされるアフリカ諸国では、一九八〇年代に生まれた若い成人のうち、両親よりも教育を受けているのはわずか一二パーセントであった。一方、東アジア、ラテンアメリカ、中東および北アフリカでは、平均的な社会的流動性が相対的に向上している。

二〇一五年にピュー研究所が行った、アメリカにおける世論調査[76]によると、両方の親が揃っていることがより多い裕福な家庭では、子どもたちが習い事で過密なスケジュールをこなし、親は子どもたちに読み聞かせをし、子どもが忙しすぎないか、精神的に安定しているかを心配する。貧しい家庭では、子どもたちは習い事よりも家で過ごすことが多く、親は子育てに適さない、安全でない居住環境に悩み、子どもが銃で撃たれること、犯罪に巻き込まれることを心配する。中流階級以上の高所得の親は、子どもの教育に早い時期から時間と資源を投資し、綿密に監督し、組織化した活動をとおして子どもたちを学ばせようとする。労働者階級の親は、そのような時間も余裕もない。その分、子どもたちは自由に遊び、自然と成長し、早く親から独立する。[66] そのような育ち方の違いが、後々の子どもたちの成人後の人生に影響を与える。

ヘルシンキに家族を残してボストンへ長期出張で出かけた数年前の春、年上の友人の住む一軒家に部屋を借りて、同居させてもらった。私も二十代後半のころにこの地区に住んでいて、当時暮らしていた建物も、よく行ったカフェや店も健在だった。一人暮らしの友人も、毎週金曜日は馴染みのバーで同じ仲間と集うという習慣を今も続けていた。

ある夜、一緒に食事をしているとき、彼女は急にうつむいた。「もう自分は母親になることはないとわかったとき、自分と折り合いをつけた。それは大きな転機だった」と彼女はゆっくりと言った。「でも、たまに考えるの、家族を持っていたら、どんなだったかな、自分の人生はどう違ったかな、って」。私はとっさに答えた。「ああ、私もよく考えるよ、家族を持たないで一人で生きていたらどうだったかな、って」。私たちは顔を見合わせて噴き出した。そういうものだよね、と笑うしかない。

デンマーク人とパキスタン人の両親を持つ彼女は、教育の分野で、私が保健分野でやっているような仕事をしており、話題は尽きなかった。アメリカの田舎にある、移民が急増した公立高校のカリキュラム改革や、女子の理数系教育の国際的な取り組みなど、興味深かった。

「同じ分野の同僚たちは、教育の専門家として、多様なバックグラウンドを持つ子どもたちが集まって共に学ぶ公立学校を讃える。でもね、実際彼らが子どもを持つと、血眼になってどの学校が一番水準が高いか調べて、私立の学校を選ぶか、公立だったら自分たちと似た学歴や収入のある家の子が集まる学校に通わせるために、その学区にびっくりするほど高価な家を購入するの。子どものいない私から見ると、そんなことをしなくても、どの学校に行っても、あなたたちの子どもだったらいい大学に進学して選択肢の多い、好きな人生を送れるのに、なんでわざわざそんなことするのって思ってしまう。普通の公立の学校にああいう子たちが通ったら、他の子どもたちや学校にもいいはずだし、本人にとっても多様な環境で学べる利益は大きい。明らかなことでも、それでも実際に子どもを持つと、行動が変わるものなのかしらね」

児童虐待のサイクルとそれを中断する要因

虐待の世代間継続性の証拠は見受けられるが、それでも、幼少期に虐待を受け、その虐待の連鎖を断ち切ることができた親たちも著しい割合で存在する。何によって、世代にわたって虐待を永続させるのを妨ぐことができるのだろうか。

児童虐待のうちでも、幼児期のネグレクト（育児放棄）は、頻繁に見られ、かつ児童に非常に深刻な影響を与えるにもかかわらず、長らく世間から見過ごされてきた問題であった。日本では、厚生労働省による「平成三〇年度 児童相談所での児童虐待相談対応件数」の速報によると、ネグレクトに関する児童相談所での虐待相談の内容別件数は、過去一〇年で倍増し、総数の二割近くを占めた（最も多いのが五割以上の心理的虐待、次いで二五パーセントの身体的虐待、さらにネグレクト、性的虐待一パーセントの順）。なお、これは相談所に寄せられた相談件数であるため、必ずしも実状を反映するわけではなく、幼児期のネグレクトは世間の明るみに出にくい虐待だろう。ここで、ネグレクトとは、「家に閉じ込める、食事を与えない、ひどく不潔にする、自動車の中に放置する、重い病気になっても病院に連れて行かない　など」と定義されている。

アメリカの二一歳以下の母親四四七人について、虐待がいかに次の世代に連鎖するかを調べた研究がある。これら若い母親たちのうち、四六パーセント（二〇六人）が子どものときにネグレクト、身体的・性的・複合的虐待を経験しており、母集団四四七人の産んだ子どものうち、七九人（一八パーセント）の幼児がネグレクトを受けていることがわかった。そのうち六人は身体的虐待も受けていた。

児童虐待の世代間連鎖は確かに見受けられ、虐待を受けた幼児の三分の二近く（四八人）が、児童虐待を経験した母親を持っていた。母親自身が二種類以上の児童虐待を受けていた場合、その子がネグレクトの被害にあうリスクは二・五倍から三倍高くなる可能性があった。一方で調査は、虐待を受けた母親の四分の三以上が幼児のネグレクトに関して虐待の連鎖を断ち切ったことを示していた。

児童虐待の正確なデータは得難いが、この研究ではアメリカの児童保護サービス（Child Protective Services: CPS）の報告により実証済みのデータから母親の受けた児童虐待について情報を得ている。この研究の主な結果は、社会的サポート（たとえばパートナー、隣人、友人、セラピスト、医師、社会サービスなど）がネグレクトの世代間連鎖に対する緩衝材として機能している点であった。社会的サポートは、頼りになるかという性質よりも、サポートを得られる頻度が重要であった。若い母親は即時に実用的あるいは感情的なニーズを満たす必要があり、サポートの頻度をとおして必要な助けを得ている。[27] 虐待の世代間連鎖を見ることで、子どもが愛され、安全に安心して育つためには、親が大丈夫でなければいけない、という必須条件がより明らかになっていく。親になるごく初期の段階から、どれだけ社会が親をサポートできるかが、虐待の負の連鎖を断ち切る要となるのだろう。

福祉先進国、北欧の教育格差

デンマークでは小学校の十年間、同じ学校に通う。夫は外国に住む今でも、十年間一緒のクラスだった四人ととても仲がいい。もう家族のような感覚に近いのだろうか。高校に入り、大学生になってからも、卒業後も、どの時代にも共有する思い出があるようで、現在は、仕事に家族に忙しく、普段はそれほど連絡を密に取り合っていないようだが、一年に一回は集まって会うやいなや大笑いしている。

子どもが生まれる前に、四人がジュネーブの住まいに遊びにきてくれたことがあった。仕事から戻って自宅の扉を開けると、ザ・クラッシュの歌が大音量で流れ、バーベキューの準備の真っただ中で、一人は手慣れた様子で山盛りの野菜を千切りにし、もう一人は肉の塊と取っ組み合い、夫ともう二人はテラスでビールを飲みながら炭火を熾しはじめていた。何か手伝うことはあるかと台所の一人に聞くと、「Make yourself at home（くつろいでくれ）」と言われた。

あるとき、夫が学校時代のことを思い返しながら、ちらっと言った。

「クラスには十人男子がいて、そのうち五人が今でもつながっている。その五人は、みんな結局大学まで進んだ。クラスの他の何人かは、たぶん高卒か義務教育だけを受けた親を持っていて、彼ら自身も大学へ進まなかった。今考えると不思議だけど、あんなに小さいころから、自然と似た者同士がつるんでいたのかな」

「あれ、でも、デンマークでは教育が無償で受けられるんだよね？　それでも親と同じように大学に進学しないんだ」

コペンハーゲンの街を歩いていると、高級な住宅地の商店街と、ガラが悪いとされているような地区の商店街との間に、外者の私はあまり違いを感じない。実は大きな差があるのかもしれないが、ぱっと見はわかりにくい。デンマークでは、読み書きや算数の教育はのんびりしているらしいが、民主主義についての教育は徹底していると聞いた。日本と比べると信じられないような、まったく気が利かなかったり、不愛想だったりすることのあるサービス業も、客と私は対等で、こちら側がへりくだることはない、という意識も関係している気がする。この「みんなが平等」という感覚、平等に対する強い伝統は、北欧諸国の大きな特徴だと思う。教育も医療も高い税金で賄われて無料で受けられる、そんな国でも、親子の代にわたって教育の格差が受け継がれうるということを、意外に感じたときだった。

現在の不平等と世代間の所得流動性では、貧しい家庭出身の子が平均所得に到達するのに、ＯＥＣＤ諸国平均で少なくとも五世代、または一五〇年かかる――先述の社会的流動性に関するＯＥＣＤの報告書の発表だ。新興諸国のなかには九世代以上かかる国もある。南米諸国とその他いくつかの新興諸国では、不平等が大きく、流動性は低い。[70] 北欧諸国ではそれが二～三世代である。不平等が小さく、社会的流動性が高いとされている北欧五か国に共通するこの平等の感覚は、教育に関しては、すべての市民に平等な教育機会を提供することを意味する。社会のはしごの下のほう出身の生徒たちが大学に入学するのを支援する政策もある北欧モデルでは、高等教育は市民の間の格差を解消し、機会を広げるだけでなく、福祉国家の発展に必要な専門家や指導者を教育する点においても重要な柱とみなされている。

デンマーク、フィンランド、アイスランド、ノルウェー、スウェーデンは、基本的にＥＵ、ＥＥＡ（欧州経済領域）の学生に対して学費無料で高等教育（Higher education：大学、高等専門学校、専門学校などで行われる教育。日本の「高等学校」は含まれない）を提供している。これは、ＥＵ、ＥＥＡに加盟していないスイス国籍の学生、また移民や難民を含む、その国が発行する長期の居住許可を持つ者にも適用される。ノルウェーは現在、国籍にかかわらず誰でも公立の大学や高等専門学校で学費無料で教育を受けることができるが、他の北欧諸国では通常ＥＵ外の生徒には学費が課せられ、金額には幅がある。むろん学力など条件はあり、希望する大学や学科へ全員が進めるというわけではない。

教育というのは多額の資金がかかるものであり、誰かによって支払われなければならない。

北欧の高等教育システムはほぼ完全に公的資金で賄われ、公的資金の割合は、スウェーデンではほぼ九〇パーセントでノルウェーとフィンランドでは九六パーセントという開きを見せている。その基盤となるのは、やはり高い税金だ。それに対して日本、イギリス、アメリカでは、高等教育の費用の約三〇パーセントのみが公的資金によって賄われ、残りの大半は授業料として家計から支払われる。[7] 三国のなかで、イギリスは一九九七年までは大学が無償であった。他のヨーロッパ諸国についていえば、ドイツやオーストリアなど、国籍にかかわらず学費無料で高等教育を提供する国もある。

そんな北欧諸国でも、しかし格差はやはり存在する。ユヴァスキュラ大学フィンランド教育研究所のユッシ・ヴェリマーのOECDのデータ分析によると、両親が大卒のフィンランドの生徒は、両親が大学に行かなかった同級生と比べて、一・四倍高い割合で高等教育に参加する。スウェーデンでは二・三倍高く、イギリスでは六倍高い。イギリスやアメリカに比べれば、ずっと平等であり、それをめざす社会の土台ができあがっている北欧諸国でも、やはり格差はある、ということにあらためて気がつく。

「子どもを持ったペナルティ」の世代効果

子どもを持つ前は存在しなかった男女収入格差も、子どもの誕生後から長期にわたっておよそ二〇パーセントの男女間の収入格差を生み出していると計算されたデンマークのデータを使った研究がある。[56] デンマークにおける近年の男女間の賃金格差は、(子どもの有無を介さない)女性への差別という要因よりも、ほとんどが子どもを持ったことに起因しているのではないかと指摘された。

さらに同研究者たちは、一世代前、すなわち親になった世代の親の代のデータも入手できる利点を活用して、その「子どもを持ったペナルティ」の世代効果について調べた。一九八〇年から二〇一三年の間にデンマークで第一子として産まれたおよそ四七万の赤ちゃんの親とさらにその親のデータという、驚異的なデータが存在するからこそできた分析である。結果として、生まれ育った家庭環境が、女性が家族を仕事よりも優先させる因子となることを示した。特に、女性の母方の祖母の職歴に影響されていることが明らかになった。幼少期に、男性が働き、女性が主婦になる家庭で育った女性は、彼女自身が大人になると、仕事よりも家族を優先する傾向が強く、「子どもを持ったペナルティ」がより顕著であった。女性が育った環境に影響され、子どもを優先することで男女間の賃金格差が広がっているのだ[56]。

女の子がどのように育てられるか、大人になってどのような選択をするか、母となりどのような子どもの育て方をするか、それはすべてが巡ってつながっている。そして次の世代へそれは続く。

【コラム】人類の物語、生命の歴史を語る博物館——リヨンの夏

イザベル・シムレールの『はくぶつかんのよる』という絵本[97]を、日本の両親がヘルシンキの孫たちへ送ってくれた。閉館後に人がいなくなると、剥製の動物から、隕石から、お面から恐竜の骨まで、ありとあらゆる博物館の住人たちが動きだして博物館を巡り、空中散歩をして自由気ままに一夜を楽しみ、明り方になってそれぞれが元の場所へ戻っていくという幻想的な絵本だ。親子で気に入ってよく読んでいたのだったが、それが実在する博物館がモデルになっていることを、絵本の裏表紙の記述で知った。フランス、リヨンのコンフリュアンス博物館である。

昨年、夫の仕事の都合で、夏休みの一か月を家族でリヨンに滞在した。昔、観光でリヨンを訪れたことはあったが、コンフリュアンス博物館は当時はまだなく、私にとって今回が初めての訪問となった。

一言で何の博物館と説明するのは難しいのだが、「人類の物語と生命の歴史」を語る博物館とされている。二本の川が合流《コンフリュアンス》してローヌ川の大きな流れとなる河岸に位置し、鋼とガラスでできた独創的な建物は、まるで動く生きもののように見る角度によって形が変わる。私と子どもたちはすっかり気に入ってしまい、リヨン滞在中に何度か再訪し、博物館の何人かのスタッフとは顔なじみになり、最後のほうはお互い挨拶するようになった。それほど大きくもない博物館であるが、訪れるたびに新たな発見があり、まったく飽きなかった。

「永遠——向こう側の夢幻（Éternités, visions de l'au-delà）」という死を扱う展示があった。ブルキナファソの村の権力者の妻が百歳以上の高齢で亡くなったときの長寿を敬う儀式の映像が流れ、傍らには死後の世界についての言い伝えに基づくアメリカ先住民族の石の彫刻や、葬礼で着用される太平洋の島々の衣装などが置いてあった。奥のほうには、何台かのスクリーンと対になって座り心地の良い球型の椅子がぐるりと円を描いて設置され、ヘッドフォンをつけて死にまつわるさまざまなインタビューからなるビデオを鑑賞できるようになっている。ビデオと椅子に単純に喜び、内容を知る由もない子どもたちにつきあって軽く見るつもりが、フランスの学者たちがそれぞれの分野における死に対する解釈と展望を語る様子に私はすっかり引き込まれてしまった。「死を理解する、ということは、生きる、ということを理解することだ」

この博物館の常設展も特別展も、訪問者が五感をとおして体験する展示物には迫力がある。その凄みは、怖い、という感覚につながるのだが、それをさらに上回る、もっと知りたい、もっと見たいという願望が同時に掻き立てられる。そのために、子どもも、大人も、身を乗り出して展示物の世界に浸る。

死の定義一つをとってみても、たとえば生物学者は、人間の体は常に古い細胞が死に、新たな細胞が生まれている状態であるから、生死のはっきりとした境界は引けないと切り込む。法学者は、人間の死後に関する法律は多く存在するが、人間の死そのものを定義する法律はない、と指摘する。哲学から、宗教学から、医学から、あらゆる分野の観点から定義された死は、それぞれ異なる顔を見せる。

もし人間が死ななかったら、というのも一つの議題になっていた。ある社会学者は、もし人間がずっと生きつづけることになったら、世代が存在しなくなる、すべて同質化される、と述べていた。初めはその意味が把握できなかったが、今存在する人間たちが永遠に生きつづけ、新たに生まれる人間たちがいなくなったら、そうなるであろうということらしかった。

世代のない社会。入れ替わりがなく、同じものが永遠に続く社会。人間個体の立場に立つなら、不老不死、老化も死もなく未来が永遠に開けていることはあくなき憧れだ。そこから近年莫大な資金を得て進んでいるトランスヒューマニズムの研究も出てくるのだろうが、それに警鐘をならす学者もいた。肉体をハードウェアとしてとらえ、ソフトウェアを入れ替えることで個人が生きつづけることが可能になるという見方もトランスヒューマニズムの一潮流としてあるそうだ。永遠に生きるための研究に投資するのは、ほんの少数の、桁外れな資産家たちらしい。同時に世界では多くの人間が数えられないまま、予防できる疾病や治療できる疾病で命を失っていく。格差社会では、資産のみならず、生命も、ほんの一握りの人間たちがつかみ、操ることになるのだろうか。医療倫理などでもいまだかつて直面したことのない問題だ。ぞっとする。新陳代謝があるからこそ、世代があるからこそ、人類は今まで発展を続けることができた。それは、古い細胞と新しい細胞が常に入れ替わっていることで、人間が生きつづけられることと似ている。

暑い日は博物館の中庭にある水場に足を入れて涼み、カフェテリアでバゲットのサンドウィッチの昼食をとったり、博物館の建築模型を本物と比べたり、ローヌ川を見下ろすバルコニーでアイスクリームを食べたり、ミュージアムショップを回っている間に子どもたちはコーナーで塗り絵をしたりと、私たち親子は展示を見るだけでなく、博物館で流れる時間を満喫した。そんな狭間に、ふと、つい先ほど観た死についてのインタビューについて思いを馳せた。子どもたちの喧嘩で現実に引き戻されて鑑賞が中断するように、逆に子どもたちとどっぷりと過ごしている間に、時折どこか遠くへ意識が飛ぶ。生命力の塊のような子どもたちといるからこそ、対照的な死について、考えるところがあったのかもしれない。

こうしている今も自分の体、子どもたちの体は、無数の細胞が入れ替わっている。こうして共に過ごす時間、それは、二度と、けっして二度と取り戻すことのできない時間だ。できれば子どもたちの成長を見守りたい。できれば意義のある貢献を仕事をとおしてしたい。できればもう少し、広い世界を見てみたい。自分に与えられた時間を全うし、この世を去るとき、もし振り返る時間があるのであれば、未練や不安や、過去に対する後悔の念ではなければいいと願う。しかし、自分ではコントロールできないことである。

私が死ぬころ、新しい世代にとって、ずっと生きつづけるという選択肢はより現実的になっているのだろうか。だとしても、と私は思う。三人でトラムやバスや地下鉄を乗り継いで足繁く通った博物館。小さな蟹が、タコに襲われそうになったとき、しびれを利かすパンチをして撤退させた映像に笑ったこと。宝石のような光沢を放つ昆虫やスズメなどの鳥をゆうに上回る巨大な昆虫の標本に目を見張ったこと。流れていた、魂を揺すぶるような西アフリカの音楽に思わず一緒に踊りだしてしまったこと。冷たくてすべすべとしたアンモナイトの石を撫でたこと。生きとし生けるものの多様性への感嘆。壮大なスケールの宇宙の歴史のなか、ともに今、ほんの短い一瞬を地球の上で共有していることの不思議。その不思議を感じながら、子どもたちの小さな手をそれぞれ両手に握った感触と温もり。そんな幸せな記憶とともに、生きることができてよかったなあと、目を閉じ、息を引き取ることができたらいい。

3　富と健康
——パブリックヘルスへの投資は国の将来と豊かさへの投資

富で幸せは買えるか

豊かになることは、健康で幸せな人生、社会、国につながると信じられてきた。富で幸せは買えるか——この疑問は、古今東西、問われてきた。このあたりは経済学者、心理学者だけでなく、政策関係者にとっても関心があるところだろう。何が個人を、社会を、国を幸せにするのか。豊かになることで、多くの問題は自然と消滅するのか。また豊かにならずとも、幸せになりえるのか。

個人の幸せというのはおおまかに、短期的なスパンで見る感情的な幸福感、長期的なスパンで見る人生評価（人生に対する満足度）の二種類に分けられる。この二つはそれぞれ別物と考えるべきで、相関性が強いとは限らない、ということが「幸せ」研究の定説となっている。

四五万人を調査したアメリカのデータを使って、経済学者ダニエル・カーネマンとアンガス・ディートンが行った研究[52]によると、たとえば収入と教育は人生評価のほうに関係してくる一方、喫煙、健康、介護、孤独などは日常の感情の強い予測因子になりえる。収入と人生評価の相関性を調べると、収入が高いほど、着実に人生評価も高くなっていた。感情的な幸福感のほうも、収入とともに上がったが、ある閾値（七万五千ドル）を超えたあとは、幸福感の上昇はそれ以上みられなかった。このことからカーネマンらは、収入が高いことは人生に対する満足度を上げるが、高ければ高いほど幸福になるとは限らない、低収入は、離婚、病、障害、孤独などの不幸に関連する感情的な痛みを悪化させ、感情的な幸福度も、人生に対する満足度も低所得者は低くなりがちであるという結論を出している。もっとお金を持っていることは必ずしももっと幸せになれることを意味しないが、貧しいことは精神的な苦痛を伴うということである。

一方、スウェーデンにおける別の研究では、宝くじ当選者たちの人生をさかのぼって追跡し、予期せぬ大きな額の臨時収入により、人生の満足度がどれだけ影響されたかが調べられた[59]。その結果、当選者たちは宝くじ当選を境に、その後十年以上も続く長期にわたって人生に対する高い満足度を維持した、と結論づけられた。それまでなされてきた研究から予想された結果に反して、意外なほど長い富の効果が観察された例であった。

富と健康の双方向性

それでは、富と健康の関係はどうであろうか？

富から健康という矢印は、直感的にもわかりやすいのではないだろうか。富によって得られる医療、医療施設や医療制度、栄養のバランスのとれた適量の食事、パブリックヘルスの設備（インフラ、きれいな水、安全な職場環境など）、それらはすべて健康へ直結する。

逆に、健康から富へ向かう矢印はどうだろうか。デイヴィッド・カニングとデイヴィッド・ブルームの研究はこちらの方向の矢印を追究し、『サイエンス』誌の記事としてまとめられている[1]。

健康から富へは、いくつかの経路がある。一つは、生産性。健康な人口は体力も気力もあり、体調不良のために仕事を休むことも少なく、労働生産性が高い。もう一つは、教育という経路。

健康であることは、学校の出席数にも影響し、認知機能の発達も助ける。健康で長生きする見込みがある場合、人は自分の能力を上げること、学ぶことに投資する動機ができる。教育への投資によって、生産性が上がれば、収入も上がる。

ここではこれらの経路についてそれぞれ深く踏み込むことはしないが、たとえば労働生産性については、抽象的な解釈だけではなく、ミクロでの研究でも実証されている。

二〇〇二年にインドネシアで行われた鉄欠乏症に対する鉄サプリメントのランダム化比較試験は、成人の個人レベルにおける経済的および社会的充実度に鉄欠乏症がどのように影響を与えるかを観察した[84]。鉄サプリメント投与開始後六か月で、鉄サプリをとった鉄欠乏症の成人たちは、対照群である偽薬《プラセボ》のグループと比べて肉体的な健康も、精神的な健康も、経済状況も優位に立った。前者は後者と比べて、就労している確率が高く、病気のために仕事を休む確率も低く、収入はより高かった。鉄サプリをとった男性たちの睡眠時間は短めで、肉体的にきつい活動もこなすことができ、よりエネルギーに満ちて、健康はより優れていた。女性たちにも同様の効果があったが、より抑えられたものとなった。男性では二〇パーセントの収入の増加が観察され、女性においては六パーセントの増加であった。ここまでみごとに、大人にとって健康は富につながるという因果効果を実験によって証明した例はなかなかないと思う。

健康から富へのもう一つの経路として、健康改善による人口動態の変化が挙げられる。多くの発展途上国の人口において、ここ数十年、死亡率と出生率の急速かつ劇的な下降が進んでいる。通常、幼児と小児の死亡率の低下が移行の先駆けとなり、続いて出生率の低下が起きる。子どもが死なないようになると、「保障」のために多めに生む必要がなくなるのだ。幼児や小児のうちに死ぬ子どもが減って、若い扶養家族数が急増することは、やがては労働年齢の人口の割合が増加することを意味する。これらの生産年齢人口を雇用に吸収することができれば、一人当たりの所得は低いものであっても、経済成長全体の伸び率は大幅に上がる可能性がある。これを人口ボーナスと呼ぶ。寿命が延び、健康になることが経済成長へ直接に効果を与えるほかに、健康改善による人口動態の変化をとおしての間接的な効果もあるのだ。

東アジアの例がよく挙げられる。東アジアでは、一九六五年から一九九〇年にかけて、生産年齢人口が扶養人口の数倍の速度で増加した。それは、ペニシリンなどの抗生物質と抗菌薬の開発、ＤＤＴなどの殺虫剤、安全な水とパブリックヘルスの改善によってうながされた乳幼児死亡率の大幅な低下によって起こったとされている。アジア四小龍の背景には人口ボーナスがあり、この人口ボーナスが経済的奇跡をもたらした要因の三分の一を占めたとも推定されている[1]。

多産多死から多産少死、さらに少産少死へと人口構成が変移を遂げる途中のある一時期に起こりうる機会が人口ボーナスで、永遠に続く現象ではない。この機会を最大限に生かすためには、健康で教育を受けた子どもたちが育っていることや、彼らが労働市場に入るころに雇用の機会が十分整っていることなどの条件が揃っていることが前提になる。[11]

健康と豊かさは、互いに絡み合い、相乗効果で高め合うことも可能であれば、逆に負のスパイラルで下降していくこともありえる。個人、社会、どちらの単位でもそれは当てはまる。

健康と幸せの相関性

比較的単純であるはずの「健康」というものも、いざ測定しようとすると多面的である。なおさら主観的である「幸せ」を測ることは、より一層難しいはずで、そもそも意味のある測定方法は可能なのかという疑問もあがる。一人の人間でも、数年単位、いや一日単位においてさえ、幸せの度合いは大きく変わりうる。また、他人からの基準で見ると幸せそのものである人が自身はまったくそう感じられずにいたり、逆に世間一般の基準からして幸せとはみなされない人が非常に満ち足りている人生を送っているかもしれない。幸せは主観的にしか存在しえない。

「幸せ」を、「自分の人生にどれだけ自分が満足しているか」と定義すると、そこには必然的

通信用カード

■このはがきを，小社への通信または小社刊行書の御注文に御利用下さい。このはがきを御利用になれば，より早く，より確実に御入手できると存じます。
■お名前は早速，読者名簿に登録，折にふれて新刊のお知らせ・配本の御案内などをさしあげたいと存じます。

お読み下さった本の書名

通 信 欄

新規購入申込書　お買いつけの小売書店名を必ず御記入下さい。

(書名)	(定価) ¥	(部数)　　部
(書名)	(定価) ¥	(部数)　　部

(ふりがな)
ご 氏 名　　　　ご職業　　(　　歳)

〒　　　　Tel.
ご 住 所

e-mail アドレス

ご指定書店名	取次	この欄は書店又は当社で記入します。
書店の住　所		

郵 便 は が き

恐縮ですが、
切手をお貼り
下さい。

101-0051

（受取人）

東京都千代田区神田神保町三—九
幸保ビル

新曜社営業部行

通信欄

に「健康」であることも関係してくるだろう。体のどこにも苦痛がないこと、毎日の生活に支障がないこと、日々の生活や仕事や運動や旅行を楽しめる体力があること、精神的な強いストレスなどがないこと…　それらは、人が幸せであることに貢献するはずだ。また、逆もしかりで、「病は気から」というように、主観的な幸せが、健康と長寿に貢献することが研究からも観察されている[25、86]。

幸福度というと、毎年メディアで大々的に取り上げられるのが、持続可能な開発ソリューション・ネットワーク（Sustainable Development Solutions Network）が発表する「世界幸福度報告（World Happiness Report）」の各国ランキングが思い浮かぶ。回答者はそれぞれ、各国の代表的なサンプルになっている。ランキングは、対象国で実施された世論調査に含まれる、人生評価に関する質問への回答に基づいており、回答者は「自分にとって可能な限り最高の人生」を10、「最悪の人生」を0とすると、現在の自分の人生は0から10の間のどのあたりか評価し、答える。幸福度の数値は主観的な個人回答から集計されるため、どれだけ比較に意味があるのか、人生への満足よりも日常の感情的な幸せを重視した測り方である、などの批判もあるし、「世界幸福度報告」でランキングの低い南米の国々の人の幸福感が高かったり、また、幸福度の高いランキングの国の自殺者の割合が高かったりするため、矛盾もあると指摘されてもいる。幸せは個人単位でしかありえず、国の幸福度という概念はおかしいとする意見もある。

二〇〇〇年代初めに「幸せ」が心理学、経済学など各分野で真剣に取り組まれる研究課題になった。わかりやすい概念と幸せになることへの人間の自然な願望も相まって、一般の関心も集めるようになったが、少なくとも幸福の一側面を数値化してそれが何を語るのか分析し、幸せについての理解を深めようという試みは、興味深いと思う。

二〇一二年から続いている「世界幸福度報告」は、今のところいつも似通った結果で、ヨーロッパの国々がトップ10を占め、北欧諸国がトップ5にたいてい入っている。別にこれらの国々に住めば誰でも幸せになれると言っているのではない。それぞれの国に行き、無作為にその住民に「あなたは自分の人生にどれだけ満足していますか?」と聞いたとき、フィンランドやデンマーク、ノルウェー、オランダの住人のほうが、タンザニア、アフガニスタン、中央アフリカ共和国、南スーダンの住民よりも自分の人生に対する満足度の評価が高い場合が多いということだ。ちなみに二〇二〇年の報告書によると、日本は六二位で、近くには、エクアドル、ポルトガル、ジャマイカ、韓国、ペルー、セルビアがランキングしている。

報告は、回答者による人生評価の平均値を、六つの変数を用いてどれだけ説明できるか、統計分析によって試みる。六つの変数は、一人当たりGDP、健康寿命、社会的信頼、自由、寛大さ、そして腐敗の欠如である。GDPと健康寿命はそれぞれ世界銀行とWHOのデータに基づくもので、他の四つの変数は、ギャラップ社による世論調査の質問とその回答から国平均値を出したものである。たとえば「社会的信頼」は、困ったことがあったら助けてくれる親戚や友達はいるか、という質問で、「自由」は、自分の人生において自由な選択ができているか、「寛大さ」は、慈善寄付を過去数か月にしたか、「腐敗の欠如」は、政府とビジネス界で腐敗が蔓延しているか、という質問から数値を得ている。この六つの変数により、二〇〇五年から二〇一九年の幸福度の変動はおよそ四分の三ほど説明できると推定された。

なお、多くのメディアでは、「世界幸福度報告」のランキングは、この六つのカテゴリーにわたる回答に基づいて平均値が計算されると紹介されているが、それは間違いで、先述のように、回答者は、人生一般についてのおおまかな評価を0から10の段階で行い、それが国の幸福度のランキングのもとになっている。六つの変数は、後から、この幸福度をどれだけ説明できるか、試みたものである。

北欧諸国が上位にランキングするのは、一人当たりのGDPが高いからで、結局、幸福度とは富なのか、と指摘もされるが、アメリカなど収入が高い国が必ずしもトップ5に入るとは限らない結果となっているし、フィンランドは北欧諸国のなかで最も収入が低い国であるが三年連続で一位になっている。

「世界幸福度報告」[83]は毎年、テーマごとに特別な分析もしており、たとえば二〇二〇年の報告では、環境がテーマとなり、二〇一九年の報告書では、その国で生まれた者と、その国で生まれていない移民の回答を比較した。また、幸福度の分布についての分析も興味深い。「世界幸福度報告」からも、他の研究からも、幸福の不平等の影響はしばしば所得の不平等の影響よりも大きく、より体系的であることが見えてきた。たとえば、所得の不平等が大きい場合にしばしば低くなることがわかっている「社会に対する信頼度」は、主観的な幸福の不平等とさらに密接に関連している。また、北欧諸国に限定した分析によると、北欧諸国の幸福の不平等は、健康の不平等と強く相関していた[67]。一般的な健康状態および精神的な健康状態は、雇用や収入レベルなどの他の生活環境の側面よりも幸福の不平等と密接に関連していたのだ。

二〇二〇年の報告書[83]の第7章は、ずばり、「北欧の例外主義――なぜ北欧が常に世界で最も幸せな国なのか」。フィンランド、スウェーデン、デンマークの学者たちが、今までなされた研究や報告書のデータ分析に基づいて、なぜ北欧諸国が常に幸福度のランキングが高いのかを探っている。結論として、よく機能する民主主義、寛大で効果的な社会福祉制度、犯罪や腐敗のレベルの低さ、自由を満喫し、お互いを、そして政府を信頼する満足度の高い市民たち、といったさまざまな「良い社会」に欠かせない要素が互いに影響し合い、好循環を生んでいるという特徴が挙げられ、ニュージーランド、カナダ、オランダなど、幸福度ランキングで同様に上位に入る国々はみな、このような特徴を持つと指摘する。

政府への信頼度が低い社会は腐敗した政府に税金を支払う意欲が低くなり、国が市民のためにより良い仕組みを作るために必要な改革への支持が得られない、という悪循環に陥る。そのサイクルから抜け出し、好循環へ変化することは困難である。が、まずは市民の幸福を確保するうえで重要な、制度の質の向上をめざすべきで、そのためには汚職を最小限に抑え、さまざまな決定に対する市民の参加と代表を最大限に高めることで、政府は信頼を回復できるようになる。民主主義の各要素——出版・報道の自由、教育を受け情報に通じた市民による討議、強い市民社会団体の存在など——は、政府が説明責任を果たすこと、市民志向の維持に重要な役割を果たす。また、もっと文化的な側面では、市民同士のコミュニティ、お互いの信頼、および社会的一体感を生み出すことが最優先であると指摘する。分裂した社会では、それぞれの市民の幸せな生活を包括的に支援するような公共財を提供することが困難だからである[83]。これらの結論は当たり前と言えばそれまでで、いかにも、北欧の学者たちが導いた勧告なのではあるが、のちほど政府への信頼や民主主義についてもあらためて触れたい。

【コラム】「世界で一番幸せな国」

「世界幸福度報告」でデンマークが一位になるたび、夫は大喜びだ。人口五五〇万人程度の小さな国の国民は、なぜ幸せなのか。たまたま観たテレビインタビューで、幸福を研究するデンマーク人の学者は、「その秘密は、期待をしないこと、期待を低く保つことにある」と言っていた。なんだか笑ってしまうと同時に、なるほど、これは案外深いかもしれないと、うならせられた。自分の人生に対する期待がそもそも低ければ、私の今の人生はそこまでひどくないかな、いや、かなりいいほうかもしれないと、相対的な評価も上がるだろう。逆に、頑張ればもっと手に入れられる、もっともっといい人生がかなえられるはずだ、と常にプレッシャーがかかる環境下では、自分の人生にいつまで経っても満足できないのではないだろうか。

どんよりと暗く、寒く、雨の降る典型的なフィンランド日和の冬の日、知人と軽い立ち話をしている際、「でも、この国は『世界で一番幸せな国』なのでしょう?」と、私が少々とげのある皮肉で答えたつもりでも、相手は、普段あまり表情を変えない顔をちょっとほころばせ、照れながら、くすぐったそうに身をよじらせて、もごもごとするのだった。そんなかわいいほどの素朴さも、幸せの鍵をにぎるのだろうか。

先日、フィンランド人の同僚たちとフェリーでエストニアへ日帰りで行ったとき、タリンの船着き場で周りを見回しながらこんなことをつぶやいていた。「エストニアに来るたびに、フィンランドもちょっとした運命の違いでこうなっていたかもしれない、と思う」。第二次世界大戦後に再占領され、ソビエト連邦に併合されてしまったエストニアは、今でこそ急成長を遂げているが、フィンランドと比較すると、まだ貧しく、歴然とした差がある。とても似ている近隣国同士が、まったく違う歴史をたどるとき、自分たちもこうなっていたかもしれない、と強く実感するのだろう。ノルウェーとアイスランドはEUのメンバーではないし、デンマークとスウェーデンはEU加盟国であるが自国通貨にこだわり、EUに否定的な声も聞こえてくる。北欧の五か国のうち唯一ユーロ通貨を使用するフィンランドが圧倒的にEU加盟に対して肯定的であるのも、冷戦中のロシアとの「特別な関係」に由来するとしか考えられないと、北欧諸国とEUの関係を研究した論文は言い切っている[29]。

数年前、ヒュッゲがアメリカやイギリスで大流行していたころ、フィンランドの大きな本屋でも、ヒュッゲのコーナーができており、もてはやされていた。フィンランドは、スウェーデンとは過去に戦争があり、スウェーデン語を話す少数のフィンランド人による統治の歴史などがあったため、二国の関係は一筋縄ではいかない。その分、デンマークに対して、フィンランド人は甘い気がする。

日本ではヒュッゲというと、北欧ブランドの雑貨や家具とともにお洒落なイメージがあるようだ。夫に言わせると、デンマーク語のヒュッゲ（HYGGE）の本来の意味は、お洒落でも洗練されたものでもなく、言ってみればコタツでミカンを家族とぬくぬくと食べているような雰囲気らしい。世界中でにわかヒュッゲブームが起こるなか、当のデンマークでは、国内のアルコール依存症、離婚、薬物依存症、子育ての苦悩、借金などをリアルに扱うドキュメンタリー番組が放送されつづけ、夫はヘルシンキで毎晩のように観ていた。一人で抱えるのには重たすぎるのか、私に内容をよく話したが、よくもここまで受難のオンパレードが出てくるものだ、という印象だった。どれだけ豊かで進んだ社会でも、人間は人間でありつづけ、闇を持つ、ということを、当たり前ながら考えさせられた。

ヘルシンキ市の公立小学校は、母語の授業を選択することができる。フィンランドの公用語であるフィンランド語とスウェーデン語以外の言語を母語とする、もしくは家で話す子どもは、任意でその言語の授業をとることができるのだ。英語、アラビア語、フランス語、韓国語、ハンガリー語など、およそ四〇の言語から選ぶことができ、最小限一〇人の生徒がその授業をとることが開講の条件だ。普段はフィンランド語の小学校に通い、毎週土曜日の午前中に日本語補習校に通っている小学一年生の長男のために、もう一つの母語であるデンマーク語の授業を夫が探したところ、小学校から少し離れたところで週一回、一時間半、小学生全学年対象に一クラス開催されていた。

その授業のゆるいこと。教材は初回にもらったペラペラのノート一冊で、それも「いつも何も書かないからいらない」と、持っていかなくなった。デンマーク語でゲームをしたり、歌ったり、おしゃべりをしたりして楽しいそうだ。ノートも教科書も使わず、もちろん宿題もない。一度は天気が良いからと、皆で海の近くのカフェへ散歩がてら出かけ、全員が焚火を囲んで、シナモンロールか炙ったソーセージを先生にご馳走してもらった。デンマーク語が理解できるという犬も一緒についていったらしい。それに対して、日本語補習校は、日本の学校の国語のカリキュラムに沿い、教科書、練習帳、ドリルなどずっしりで、起立、礼、着席で授業が始まる。講師の先生と運営委員の保護者たちの多大なる貢献と尽力によって滞りなく運営され、音読の課題や読み書きの宿題を毎日こなさないとついていけない。大違いである。

夫は長男のデンマーク語授業のことを「ヒュッゲ入門コース」と名づけ、いそいそと送迎をしている。月曜日は職場を早く出て小学校に子どもを迎えにいき、ヒュッゲ入門コースのクラスまで一緒に歩いていって、一時間半教室の外で仕事をしながら待ち、一緒に帰宅する。初めは呆れていた私も、嬉しそうに毎週デンマーク語を話しにまったりとした授業に出席する子どもを見ていると、これはこれで、彼にとって必要な人生のレッスンなのかもしれないと、最近考えを改めている。

パブリックヘルスへの投資は、後の医療費の節約

健康と富や幸せの相関性を見た次に、健康への投資ということを考えてみたい。「健康第一」と言うように、私たちはできるだけバランスの良い食事と、十分な睡眠や休息をとり、運動を

して、体調管理に気をつけようとする。体調を崩すと、当然それを治し、再発を防ごうとする。健康であることはすべての基礎であり、健康への投資にはそれだけの価値があるからである。

国レベル、世界レベルで、私たちはどれだけ健康に資源を費やしているのだろうか。WHOのレポート[89]によると、二〇一六年、世界は健康のために合計で七・五兆米ドルを費した。これは世界の国々の国内総生産の合計の一割近くにあたる。国別で見ていくと、GDPに占める健康への支出の割合は高所得国で最も高く、平均で約八・二パーセント。低所得国と中所得国の医療費はGDPの約六・三パーセントとなっている。二〇〇〇年から二〇一六年にかけてのトレンドを見ると、世界の健康への支出は毎年増加している。平均、年率四・〇パーセントで増加しており、世界経済の年間成長率である二・八パーセントを上回っている。医療費は、低・中所得国で最も急速に増加しており、平均で年間約六パーセント以上にもなる。

しかし、医療費の世界的な分布を見ていくと、それはひじょうに不平等なままである。低・中所得国でGDPと医療費が最も急速に増加しているにもかかわらず、富裕国と貧困国の間には大きな格差が残る。二〇一六年の一人当たりの医療費の中央値は、高所得国では二〇〇〇米ドルを超えていたが、上位中所得国はその五分の一の四〇〇米ドル、低所得および下位中所得国はわずか二十分の一の一〇〇米ドルであった。医療費のこの不平等は、人口と医療費の不均衡にも表れている。世界の人口の二〇パーセントだけが高所得国に住んでいるが、これらの国々だけで世界の医療支出の八〇パーセント近くを占めているのである。

医療費のなかでも、特に政府が国民の健康のために費やす金額はどうなっているのだろうか。健康に対する公共支出は一般的に、国が豊かになるにつれて増加する。公共支出のなかで、健康の優先順位が上がるのである。しかし、これは一般的にであって、必ずしも国民の所得や、政府の財政の大小に比例はしない。高所得国を見ても、ばらつきがある。健康は、必ずしもどの国でも高い優先度を表すものではない。一般には、市民に権限を与えられた政治家によって健康に優先順位が与えられるのであり、社会による集合的な選択の結果である。健康に対する公的支出の割合は、実施されている保健システムのタイプ、人口構成、政府の政策などの要因によって決まり、政治的な意思決定と国の経済的状況により、予算の優先順位も変わる[69]可能性がある。

高所得国では二〇〇〇年から二〇一六年にかけて、健康への公共支出がGDPや一般公共支出よりも急速に増加した。人口の高齢化と、それに伴う医療ケアサービスや医療技術の発展に対する需要の高まりに対応しようとしたことの表れだろう。高所得国においてGDPに占める健康への公共支出の割合は、二〇〇〇年の四・五パーセントから二〇一六年には六・一パーセントに上昇した。また、高所得国政府の健康の優先順位（健康に対する公的支出、一般政府支出の割合（％））は二〇〇〇年の一一・六パーセントから二〇一六年には一四・九パーセントに増加している。二〇一七年のデータによると、日本、アメリカ、ニュージーランド、アイルランド、ドイツにおいて、公的支出の約二〇パーセント以上が医療費に関連していた。中所得国でも健康の優先順位の上昇が観察されるが、低所得国では二〇〇〇年から二〇一六年の間変化はなく、健康に対する公的支出は一・五パーセントあたりで停滞している[69]。

実際、健康に対する支出の内訳はどうなっているのだろうか。保健に関する支出の内訳は、保健医療制度の仕組みや優先順位、投入コスト、人口構成に応じたニーズなどの要因によって大きく異なる。一般に、入院患者・外来患者の治療の割合が最も大きく、OECD諸国では医療費の約六〇パーセントを占めている。医療品――主に医薬品――がさらに二〇パーセントを占める。近年、人口の高齢化のために長期ケアの割合も増加し、二〇一七年のOECD諸国の平均は一四パーセントにまで上った。残りの支出が、リハビリテーションなど他の種類のケア、予防ケア、医療健康システム管理のために使われている[69]。

パブリックヘルスと予防ケアは、それでなくても支出に占める割合は低いうえ、さらに予算カットのターゲットになりやすい。OECD諸国の健康への支出と二〇〇八年の金融危機を調べた研究によると、国によって差異はあれど、各国とも支出は影響を受けており、なかでも医薬品への支出、パブリックヘルスと予防ケアの分野で最も著しい減少が見受けられた[61]。

個人のための医療や社会福祉ケア支出とは異なり、パブリックヘルスへの支出の恩恵が人口レベルで表れるのには長くかかる。多くの場合、時の政治家や政策立案者が去った後に日の目を見る。人口レベルでの利益は大きく、確実であるが、個々の市民にとって利益は小さく、あいまいとみなされてしまう。

ここでいうパブリックヘルスへの取り組みには、たとえば次のようなものもある。徒歩・自転車移動の際の安全な環境整備、社会的・経済的に恵まれない家族のための就学前プログラム、家族計画サービス、妊婦に対する禁煙プログラム、各種の予防接種プログラム、ＨＩＶエイズ予防、うつ病の遠隔医療（オンライン診療）などである。

地域および国レベルのこうした組織的な取り組みの投資収益率もしくは費用便益比を測定した研究の系統的レビュー(注)がある。[60] 著者は全員がパブリックヘルスの分野での実践者か研究者で、イギリス在住。対象とした研究はイギリスおよび日本を含む高所得国に限定している。

イギリスでは近年、緊縮で大幅にパブリックヘルスの予算がカットされてしまった背景がある。五二の論文を最終的に対象とするこのレビューの結果は、パブリックヘルスのプログラムへの投資の中央値がおよそ14：1であることを示した。これは、パブリックヘルスに一ポン

（注）システマティックレビューともいう。学術文献を系統的に検索、収集し、さらにそこから一定の基準で厳選し、それらの評価を行う研究。

ドが投資されるごとに、後に一四ポンドがより広い医療および社会的ケア経済に返還されることを意味し、地域および全国レベルのパブリックヘルスの取り組みが、非常に大きなコスト削減につながることを示唆している。著者らは、高所得国のパブリックヘルスの予算削減は近視眼的で間違いであり、治療を含む医療サービスやさらにより幅広い社会的コストを発生させる、という結論を出している。

このような見解は、ほかの数多の研究によって合意され、パブリックヘルスの根本にあるともいえる。パブリックヘルス・予防ケアを充実させることが、医療費の節約と削減、より改善された市民の健康はもちろん、職場や学校における欠席・欠勤の減少、労働者の生産性向上、生活の質の向上にもつながっていく――このことは、アメリカ、イギリス、オーストラリア、カナダの政府関連機関の調査でも発表されている。[7]

ではなぜ、実証されているにもかかわらず、パブリックヘルスへの優先順位は低いのだろうか。

先に述べたように、パブリックヘルスの政策には長期にわたるものが多く、その効果は個人よりも集団レベルではっきりと出て、被害あるいは恩恵を受ける個人が特定できないことが多い。また、各種の利益団体の存在と、彼らの圧力も影響する。利益団体にはたとえば医療サービスの消費者および患者団体も含まれる。彼らは、パブリックヘルスよりも個人のための医療および治療サービスに焦点を合わせる傾向がある。さらに、パブリックヘルスの取り組みによって脅かされる可能性のある、タバコ産業やアルコール産業、食品生産業などの業界団体は、パブリックヘルスの政策よりも自分たちの利益につながる取り組みを優先し、それが健康にまつわる政策に影響を与える。[7] 現実的に、科学的な証拠だけで政策が立てられることはないからである。

医療制度か、安全な水か。栄養か、教育が先か。最貧国を優先するのか、最貧国でなくても、疾病率が高く政策が大きな効果を示す可能性のある国を優先するのか。HIVエイズ、マラリア、結核を優先するのか、予防接種や母子保健改善のための一次医療と保健システムが最優先か。HIVエイズ対策では、治療に対し、予防にどれだけ費やすべきか。パブリックヘルスの実施に移る際には、非常に複雑で難しい問いの数々を乗り越えなければならない。さまざまな因子も実施に影響する。政治的 組織的・戦略的要因、財政、限られた資源、世論、それぞれの分野の専門家の意見、利害関係者と公衆の圧力、地域社会の意見と地元の競争。これらは、時に研究証拠を支持し、時に対峙する。実施と政策に関わる集団のなかには、研究証拠の使用を軽んじようとする傾向もある。

研究が解明できることには限界がある。研究結果のすべてが正しいとは限らないし、すべてが同じ方向を示すことはありえないため、どの結果をどう役立たせるのかもまた難しい。しかし、多くの研究は、私たちが、こうではないだろうかとうすうす気がついていたこと、直感的にわかるようなことを、特定の手法でより明らかにしようと試みる。社会がめざすもの、現場《フィールド》での経験、地域社会の人々との交流をとおして得た当事者たちの見解、それらが科学的な研究結果でも支えられ、同じ方向を指すとき、より賢明で着実な次のステップが見えてくるのではないだろうか。

グローバルな公共財としての健康

経済学で「公共財」と呼ばれるものは、非競合性あるいは非排除性の少なくとも一方を有する財として定義され、空気、水、公園、国家安全保障などが含まれる。古典的な経済学の観点からすると、公共財の供給は市場の失敗につながりうる。市場メカニズムに任せた場合、タダ《フリー》乗り《ライダー》の問題が起き、供給が過少となる。フリーライダーとは、活動に必要なコストを負担せずに、利益だけを受ける者を指す。このため、公共財はしばしば民間企業ではなく政府によって供給される。

健康は、一般に公共財とはみなされない。健康を手に入れるために体に良い食べ物を購入したり医療ケアを受けたりできない者が存在する以上、そこには競合性と排除性があるからだ。しかし、ユニバーサル・ヘルス・カバレッジ（ＵＨＣ）――すべての人が、適切な健康増進、予防、治療、機能回復に関するサービスを、支払い可能な費用で受けられる――の推進により、国々の医療ケアが公共財に近づくことはある。社会保険制度または他の公的資金による医療保険の採用は、すべての市民が加入でき、保険料が支払えるかどうかに関係なく医療サービスを利用できることになる。

日本のＵＨＣへの歩みは、一九二七年に一部の被用者に対する公的保険制度を導入することで始まり、その後、徐々に被保険者の範囲を広げ、一九六一年に国民健康保険法が全面的に改正され、すべての国民が加入する公的医療保険が確立した。持続可能な開発目標（ＳＤＧｓ）においてもゴール３（健康と福祉）のなかでＵＨＣの達成が掲げられており、国際開発でも二〇一七年に日本政府がＷＨＯや世界銀行と「ＵＨＣフォーラム２０１７」を共催したりと積極的に取り組んでいる。国際開発でもセクシュアル・リプロダクティブ・ヘルス＆ライツ（ＳＲＨＲ）では、北欧諸国やオランダ、イギリス、カナダ政府が活発で存在感があり、その一方で日本政府の存在はとても薄い。自分の国内でも対処できない課題について、他国に対して口を挟む資格はないということだろうか。

ボストン大学パブリックヘルス大学院長であり、疫学者であるサンドロ・ガレアは、パブリックヘルスは公共財の代表例であり、この概念は社会へのパブリックヘルスの真の貢献を理解するのに役立つと主張する。ガレアは次のように説明する。

第一に、パブリックヘルスは、個々の行動ではなく、集合的財産である。

第二に、予防接種の集団免疫からも明らかなように、集団の健康であるパブリックヘルスは、共有財から得られる共有利益の典型的な例である。感染性疾患の減少の恩恵から除外される者がいてはならず、恩恵を受ける者は、他人もまた恩恵を受けることを妨げることはできない。

第三に、COVID‐19とSARSの流行によっても明らかとなったように、グローバル化が進むにつれ、他国の人々の健康へのわれわれの健康の相互依存性は強まっており、国境を越えた世界的な公共財としてのパブリックヘルスの提供と解決策が求められている。近年においてCOVID‐19ほど、パブリックヘルスの問題がすべての国、個人、業界、生活に、はっきりと深く影響を与え、当たり前と思っていた多くのことが覆された例はないのではないか。

第四に、パブリックヘルスの最も根本的な要素に、健康の平等がある。パブリックヘルスには、すべての人が健康を促進し、集団間の健康の違いを最小限に抑える努力が伴っている。

これらを踏まえて、ガレアは次のようにまとめる。パブリックヘルスの基本は、集合的に現れ、われわれ全員に利益をもたらし、他の公共財と相互に依存し、健康な労働力と健康な消費者に不可欠なグローバルな公共財である。そしてそれを明確にすることが、パブリックヘルスに携わる者たちの義務である。同時に、人々を健康にする環境と政策の推進と共同投資とのために、行動する責任がある――ガレアは、パブリックヘルスへの分野横断的な投資の必要性を強く指摘し、人口の健康を形成する社会的・物理的・経済的状況に資源を投資する方法を創出しなければいけないと結んでいる。

4　人口の健康・幸せ・豊かさとは

変わる人口――死亡率と出生率

世界の人口推移

人口もまた、健康・幸せに深く関係する。この章では、一国または一定地域内の人の総数である人口について見ていく。まずは最も大きな単位である世界の人口について見てみよう。

人類は数十万年前から存在した。しかし、世界の歴史をできるかぎりさかのぼってみても、数万年前はおろか数千年前の世界人口の正確な推定をすることも難しい。ごくごく最近になって、第二次世界大戦後以降、ようやく多くの国において、より確かな人口統計データが入手されるようになり、過去半世紀においての推定人口に関しては正確さが増した。それでも、国際連合やアメリカのＰＲＢ（人口調査局）やアメリカ国勢調査局など、世界の推定人口を独立して研究し、発表する機関の間でも、数字にはばらつきがあり、全世界に存在する人間の個体数を数えることの難しさを語っている。

西暦一年、世界の人口はおよそ一億人から三億人程度だったと、推定されている。現在の日本の人口とそう変わらない程度の人間の数が、世界中に散らばって住んでいたということである。

西暦一八五〇年代になると、世界の人口は一〇億人を超えていた。人類の歴史で初めて、一〇億人を超えたのである。そもそも一八〇〇年間の間、単調に増えていったのではなかった。地域によって、病や戦禍で急激な人口の減少を見ることもあった。特に、ペストが世界的に大流行した一四世紀には世界人口はいったん、大幅に減少した[55]。

ところが、そのようにゆるやかなペースで増加していった世界の人口は、その後一〇〇年も経たない一九三〇年代にはすでに倍の二〇億人を超え、さらに三〇年後の一九六〇年には三〇億人を超えた。人口の増加はさらに加速し、一五年後の一九七五年には四〇億人、その一二年後の一九八七年には五〇億人、さらに一二年後の一九九九年に六〇億人、その一二年後の二〇一一年に七〇億人を超えた[85]。人口はいまだかつてないほどの速度で増えつづけたのである。

世界全体の人口増加率でいえば、一九六〇年代後半をピークに減少しつづけており、「人口爆発」の懸念は、免れたとされている。とはいえ、二〇一九年の国連の推定によると、二〇三〇年には八五億人、二〇五〇年には九七億人、そして二一〇〇年には一〇九億人になると予想されている[85]。以前よりもゆっくりのペースではあるが、二一世紀末あたりまでは人口は増えつづけるとされている。

地域や国によって、人口の増えるスピードは大きく異なる。サハラ以南のアフリカ諸国では、二〇五〇年までに倍近くになる見通しである一方、欧州と北米では、二パーセント程度しか人口は増加しないとされている。そして日本のように、人口が減っている国も存在する。日本は、二〇一〇年から二〇一九年の間、二六〇万もの死が、新たに誕生した生命の数を上回った[85]。

平均寿命が延びて、どこでも人口は老いていっている。二〇一八年に、史上初めて、世界の六五歳以上の人間が、五歳以下の人間の数を上回った[85]。国と地域によって、年齢や性別による人口構成は大きく異なる。出生率がまだ高いサハラ以南のアフリカ諸国では、人口は圧倒的に若い。二〇一九年では、六二パーセントの人口が二五歳以下である[85]。それに対して、六五歳以上の高齢者の割合は、二〇一八年において三パーセントとされている。高齢化が世界一進んでいる日本では、同年の六五歳以上の高齢者は、人口の二八パーセントを占める。

人口の増加・減少は、社会にどう影響を与えるか

発展とともに、多産多死から多産少死、多産少死から少産少死へ推移し、人口動態は変わってきた。発展とは、経済成長、工業化、都市化、収入の増加、教育システムの改善、効果的なパブリックヘルスの導入などを含む。

世界の国々において、経済的成長と死亡率低下の強い関連性は確認されている[23]。さらに、経済成長は、出生率の決断に関しても影響を与える。女性の賃金が上がれば、仕事に就いて収入を得ようとするようになり、出産と育児に使われる時間は減っていく。子どもの死亡率が低下し、生き延びる可能性が高くなれば、大勢の子どもたちを生まなくてもいい。妊娠・出産の数は減る。発展と並行して、労働力としての、親の老齢保障としての子どもの価値は相対的に下がっていく一方、子どもの教育などのコストは増し、少ない子どもたちに投資する傾向が出てくる。多くの子どもたちを持つことよりも、教育をしっかりと受けさせることのできる少数の子どもたちを持つことを選ぶという、質と量の交換が見えるのだ[53]。

サハラ砂漠以南のアフリカ諸国、パキスタンやアフガニスタンなど南アジアの一部の国々、アラビア半島、ラテンアメリカの小さな数か国は、高い人口増加率と出生率を持つ。そして、これらには、世界で最も貧しい国々が含まれる。それらの国々の対極には、人口が減少してお

り、置換出生率を下回る出生率が続く日本、南欧、東欧諸国がある。

置換出生率とは、死亡率の変化と人の移動がないとした場合、各世代が前の世代の人数にちょうど置き換わる（人口増加はゼロになる）レベルを表す。ここ最近になって人口増加に転じたロシアや、移民の増加と出生率の上昇に転じたドイツも、まだこれらの後者の国々と同じ仲間に含めておくべきだろう。[12]

このままの傾向が続く場合、人口が増加していっている国で二倍になるまでの時間はどのくらいだろうか。そして、減少している国で人口が半分になるまでの時間はどのくらいだろう。女性が希望する子どもの数よりも実際は多くの子どもを妊娠、出産せざるを得ない国があり、希望する子どもの数だけの出産、育児がかなわない国がある。

人口の増加が社会問題になるのは、環境負荷、失業率上昇などに伴う経済の停滞や政情不安、扶養家族に対する労働力の比率のアンバランス、妊産婦死亡のリスクなどが関係するからだ。[12]一九七〇年代から一九九〇年代にかけて、急速な人口増加を経てきた国々の政府は自国の出生率が高すぎるとみなすようになり、直面する課題を認識するようになった。

一方で、人口の減少が問題とされるのは、生産年齢人口の減少、年金および社会医療制度に対する生産年齢人口の負担、高齢者人口をケアする若い世代の縮小と負担、高齢者が直面するケアの需要とコストなどが挙げられる。まさに日本が直面している問題である。

人口の増加と減少はその勢いのとどめがたさという共通点を持つ。人口の急速な変化により、既存の資源、インフラ、社会制度などが、さまざまな打撃を受けるのも共通している。性別や年齢層による人口の構成が社会に与える影響も重要である。人口のどのくらいの割合が労働市場に寄与する年齢層か、どのくらいがまだ家族に完全に依存している幼い子どもたちか、どのくらいが小学校に入学するのか、どのくらいが高齢者か、どのくらいがこれから子どもを産む可能性のある女性たちか。それらは、いうまでもなく国の経済や税収、老齢年金や医療保険などの制度に影響を与える。国の将来を予測する根本的なデータとなる。

人口の健康と幸せを測定したら

これまでの章で、母親と子どもの健康と福祉が、その子どもの一生と、さらに続く世代にとってどれだけ重要か、ということを見てきた。しかし、そもそも健康と福祉、幸せとは、単一の指標では測れない、多面的なものである。

平均寿命だけではわからない人口の健康――死亡率と有病率

「なぜ、日本人の平均寿命は、あんなに長いの？　世界一だよね。和食が体にいいから？」日本人が外国人と話すとき、日本についてよく上がるトピックに、平均寿命がある。平均寿命は、ある集団の健康の指標としてよく使われる。日本や、欧州各国などの先進国は、サハラ以南のアフリカや中東地域にあるＨＩＶエイズや戦禍に苛まれる国々よりも、治安、経済状況、医療の質、パブリックヘルスの整備、食生活、危機管理などの面で優位に立つため、それが三〇年ほどの国民の平均寿命の差として表れている。

長く生きられれば生きられるほど、人間は健康といえるのか。それは違うだろう。病院で延命装置につながれて、薬漬けで意識は朦朧とし、身動きもできないまま過ごす数年間と、活発に動き回り、好きなことができる体力と気力に恵まれた一年間のどちらかを選べるとするのであれば、あなたはどちらを選ぶだろうか。生誕時の平均寿命というのは、ある集団における健康の、ある一面を表しているのに過ぎない。人の幸福というものが多面的であるように、健康というものも多面的であるからである。

世界の疾病負担研究——人間の健康損失を定量化する

人間の健康というものを、徹底して定量化し、測りつくそうという試みがある。保健指標評価研究所（Institute for Health Metrics and Evaluation: IHME）は、ワシントン大学がゲイツ財団からの一億五〇〇〇万ドルの助成金と二〇〇〇万ドルの自己資金によって、二〇〇七年に発足した。健康指標科学の分野を強化する目的を持つ、この研究所の存在はグローバルヘルスの分野で確固たるものとなり、一〇年後の二〇一七年に、ゲイツ財団はＩＨＭＥへ先十年間、さらに二億七九〇〇万ドルの投資をすることを発表した。ＩＨＭＥは今や五百人近くの研究者を含むスタッフを抱えるまでに成長した。強力で革新的な研究インフラストラクチャを開発し、三〇〇〇人を超える協力者を含むグローバルネットワークを構築した。研究者は学際的で多岐にわたり、疫学者、統計学者、コンピューター科学者、経済学者、マッパー（地図作成者）などから構成されている。

ＩＨＭＥをそこまでの帝国に築き上げたのが、医師でヘルス・エコノミストのクリス・ムレーだ。ムレーは、国際保健のキャリアの当初から、世界のどこで誰が何によって病み、死ぬのかについて、信頼できる科学的なデータが欠如していることに強い衝撃を受け、健康指標の分野の先駆者となった。

データというものは、非常に政治的になりうる。たとえばWHOは、加盟国からの強いプレッシャーもあり、WHOのロゴのついた正式なデータや研究結果の公表には、各国政府がどうとらえるか、どう反応するかと、慎重にならざるを得ない。政治的配慮と科学的な真実の追究は時に軋轢を生む。

IHMEはことに、世界的な疾病負担の研究(Global Burden of Disease: GBD)で知られている。世界の疾病負担研究は、世界中の死と病気の原因を推定するための壮大な取り組みであり、国々は、資金と政策の優先順位を決定する情報源としてその成果を使用できる。世界中から集められたデータは、整理され、比較可能なかたちでGBDのデータベースに組み込まれ、誰でも簡単にウェブサイトで必要なデータを閲覧したり、ダウンロードしたりできる。

GBDの研究は一九九〇年代初頭から世界銀行やWHOによって始まり、以来強化されていった。二〇一二年に一連の論文として発行されたIHMEによる世界の疾病負担研究の初版には、五〇か国の約五〇〇〇人の研究者が参加し、一九九〇年から二〇一〇年のデータを提示して二九一の疾患と怪我、六七の危険因子を分析した。データは一八七か国を対象とし、『ランセット』誌が特別号を組んで取り上げた。『ランセット』は二百年近い歴史を持つ、週刊の権威ある査読つき一般医学雑誌で、GBDの研究は常にデータが更新され、定期的に結果が出版、公開されている。最新版は二〇一八年十一月に同じくランセットで発表され、一九五の国と地域を網羅し、死亡率（Mortality）と平均余命の推定値は一九五〇年までさかのぼることができる。合計三五九の疾患と負傷が含まれるなど、さまざまなアップデートがなされている。

人は、誰もが、健康で長生きをする価値がある。今日、シリアで生まれる子どもは、同じ日に日本で生まれる子どもと同じくらい長く生きて、健康な生活を送っていいはずである。実際は平均寿命や疾病、負傷、危険因子に大きな格差があり、それが命を全うできず、健康を享受できない現状を生む。国、年代、年齢、性別によって、人は何によって死に、何によって健康が害されているのかの全体像をつかみ、あらゆる病気、負傷、危険因子による健康損失を定量化する。

世界の疾病負担研究は、何百もの病気、負傷、危険因子による健康損失を定量化する。これらの推定値は多くの場合、損失生存年数（years life lost: YLL）、障害生存年数（years lived with disability: YLD）、障害調整生存年数（disability-adjusted living years: DALY）などの指標として表される。障害調整生存年数（ＤＡＬＹ）は、理想的な平均余命から、死亡または障害によって、どれだけ乖離してしまっているのかを表す。ＤＡＬＹはＹＬＬとＹＬＤの合計であり、世界の疾病負担研究で使われる主な指標である。障害調整生存年数に関連してあるのが、健康寿命（healthy life expectancy: HALE）である。これは健康上の問題で日常生活が制限されることなく生活できる年数を表す。

世界的なトレンドとして、この数十年間、全体的な死亡率は低下しており、平均寿命は延びている。これは、感染症や出産のトラブル、栄養失調などによる幼い世代の死亡率が大幅に低下したことによる。相対的に、癌、虚血性心疾患、脳卒中、糖尿病などの非感染性疾患による死亡率は増加している。これは先進国、途上国ともに観察されるパターンである。

高齢化に伴い、精神・行動障害、骨粗しょう症などの筋骨格系疾患、糖尿病など内分泌疾患による障害生存年数が世界的に増加していることも近年の特徴である。日本など先進国では特に、このように死に至らないにしても、毎日の生活の質を落とし、長引く障害を引き起こすことの多い疾患の負担を軽減するための対策が、ますます重要になってくる。

ＧＢＤのツールを使えば、ある特定の国の五歳未満児の死者数についての最新傾向や、発展途上国の過去十年の交通事故や災害、暴力などを原因とする健康や死亡率への影響なども簡単に調べることができる。世界的なトレンドも把握でき、アップデートごとにトレンドの詳細は文献として出版される。

ＩＨＭＥは既存のデータを使ってモデリングを行い、集中的な分析を行っている。それでもまだまだわかっていないこと、入手できないデータが多いのが現状である。さらに、その既存のデータはそもそもどれだけの信憑性があるのかという疑問もある。何人が生まれ、何人が死んでいるのかもわからない地域や国では、どれだけ専門家が集まって、データを収集しようとしても限界があり、外挿（extrapolation）が行われる。すなわち、近隣国の似ている人口、上もしくは下の年齢層など、既知の数値データをもとにして、そのデータの範囲の外側で予想される数値を求めるのだ。

毎年、世界中で推定六〇〇〇万人の死者のうち、約三分の二が記録されていない。記録されている死者についても、死亡証明書の約三分の二は死亡の原因が記録されていないか、間違っている。精密なモデリングに基づく推定には価値があり、必要とされるが、各国・各地域がより良いデータを収集できるようにすることが何よりもまず先なのではないかという声もあがっている。[14] 途上国におけるデータそのものの改善にもっと投資すべきだ、ということである。

ＩＨＭＥは、ＷＨＯなどの国連機関のように、各国政府の承認を得ることも必要とせず、政治的なプロセスからは独立して研究を進め、結果を査読ジャーナルや自身のウェブサイトに発表する。データは公開され、議論されることで信憑性が増し、強化されていく。

このような機関があることは、健康に関するデータを強めたいと願うすべての人にとって心強いことだ。サイトは、最新技術を駆使してデータを視覚的表現の要素を盛り込んだ図や表、地図で可視化して、研究結果を政策者や一般の人々にもわかりやすく伝えることにも、相当な資金と労力を割いている。膨大な情報量に圧倒されてしまう。

ただ、少しひっかかった点もあった。ＧＢＤからのデータを人々の健康を改善するために革新的な方法で役立てた人物にＩＨＭＥが授与するＲｏｕｘ賞の二〇一九年の受賞者が、リチャード・ホートンだったことだ。過去の受賞者には、自身も難民で、ミャンマーとタイにおいて彼らの健康を守りつづけている難民診療所医師、シンシア・マウン、マリで最優先されるべき予防接種をデータから特定し、全国予防接種キャンペーンを行った医師、サンバ・ソウなどがいるが、リチャード・ホートンは一九九五年来、『ランセット』誌の編集長を務める医学界の重鎮だ。ＩＨＭＥの多くの論文は、同誌に発表される。世界の疾病負担研究も『ランセット』だ。あれ？と思ったことを覚えている。

平均身長が語る健康と豊かさ

あなたの背丈は、自分の親や祖父母に比べて高いだろうか、低いだろうか？　成人した自分の子どもや孫に比べてどうだろうか？

死亡率、それをもとに計算される平均寿命、さまざまな病気の疾病率のほかにも、健康や生活水準を表す指標は数多く存在する。平均身長も、健康や生活水準を表す一つの指標とされる。パブリックヘルスという学際的な分野の一例として、また母子の健康状況が与える末永い効果の一指標として、身長というわかりやすいテーマを取り上げてみよう。

日本では過去百年で、男女ともにそれぞれ平均身長が約一五センチも高くなっている。欧州各国においても、大半がこの半世紀にわたって平均身長の上昇を示している。

個人の身長は主に子どものころの栄養と疾病、そして遺伝によって決まる。栄養はカロリー摂取だけでなく、栄養の質、特にタンパク質摂取の役割が大きいとされている。栄養状況と疾病の相互作用もある。たとえばマラリア感染に苦しむ子どもは、闘病中は食欲がなく、食べても体が効率的に栄養を摂取することができない。逆からたどれば、栄養失調の子どもは、弱っており、病気に感染するリスクも高まってしまう。

先進国では、身長の差の約二〇パーセントが社会経済的環境によるものといわれている。[79] より貧しい国々では、この比率はおそらく、より大きい。すなわち遺伝率が低く、環境要素による身長の差が大きい。これらは双子研究や大規模なコホート研究をもとにしている。

誕生前後と生まれてから数年の環境がゆくゆくの身長を決定するのに最も重要とされているが、思春期の成長期の環境も影響する。青年期までにどれだけ身体が成長するかは、小児期の栄養、エネルギー使用量、および疾患の経験に依存する。これまでの研究では、幼児期における世帯収入、栄養、病気などの状況が成人の身長に与える影響を推定してきた。[2, 33, 80] 成人の身長は、子どものころの環境、生活水準に敏感に反応することから、当時の生活水準を映し出す一つの便利な指標となるのだ。歴史的な人口を研究する際に、ＧＤＰなどの、より一般的に用いられている他の尺度が欠如している場合に、身長は「生物学的な生活水準」の尺度として用いられるようになったのである。[58] 歴史的に、ある社会が豊かになると――十分な栄養を得て、疾病に苛まれず、公衆衛生が整い、所得が増えると――人々の平均身長も高くなる。成人の身長に関するデータは、軍隊など身長が測定・記録された集団の過去の情報源から入手できる場合もあるし、骨格遺物から推定することもできる。[61]

ある集団の平均身長を、その生活水準の指標として使えるのかという疑問を追究した結果、新たな研究分野が開拓された。ミュンヘン大学名誉教授の経済史学者、ジョン・コムロスが第一人者とされている。第二次世界大戦の空爆が最も激しくなってきたころに、コムロスはハンガリーでユダヤ人の両親のもとに産声をあげた。隠れ家や偽造書類でどうにか家族は生き延びていたが、食べ物は常に著しく不足していた。息をひそめて暮らしていた隠れ家生活で、親族は泣きやまない赤ちゃんを、どうせ死んでしまうのだから窓から放り投げてしまえと両親に言ったという。後に家族でアメリカへ亡命するが、厳しい経済状況と生活は新天地でも続いた。現在のアメリカの平均身長よりも八センチも低い、一七〇センチに届くか届かないかの身長を、コムロスは彼の幼児期と思春期の環境に起因していると考えている。[10]

まったくゼロから始める新しい研究分野、特に人体測定関連は、偏見の持たれる分野であった。くだらないと笑われるだけならまだしも、「死の天使」と呼ばれ悪名高いヨーゼフ・メンゲレなど、ナチス・ドイツの科学者がユダヤ人に行った身体測定への関心なども相まって、いかがわしいと非難されたのだった。[10]

この分野がコムロスによって切り拓かれる以前に、一般市民をも巻き込む大きな論争の的になったのは、経済学者ロバート・フォーゲルとスタンレー・エンゲルマンによる、アメリカにおける奴隷の身長の研究だった。一九七〇年代に出版された著書『苦難のとき――アメリカ・ニグロ奴隷制の経済学（Time on the Cross: The Economics of American Negro Slavery）』[32]では、それまでは、非効率的で、奴隷にとって劣悪な環境であるとされていた奴隷制度に別の視点を提供した。南部のプランテーションは、北部の農場よりも三五パーセントも効率的だったことを分析で示したのである。奴隷制度は残酷で、非人間的であったが、雇い主たちは農場での生産性を高めるために、働き手たちが十分食べられるようにしていた。その結果、成人した奴隷は体格的には恵まれていたということを発表したのである。これは瞬く間に非難の的となり、炎上した。しかし、データを一つ一つ見きわめていくと、批判する者たちもこれに科学的に反論するのは容易ではなかった。この研究はのちに、リチャード・ステッケルによって引き継がれ、五万人の奴隷の記録をたどった末に、成人した奴隷の身長は当時の白人の身長と変わらず、さらに出身地のアフリカの成人身長に比べて著しく高かったことがわかった。[82]

何年もの間、書庫にこもって何万人、何十万人という個人の記録を掘り起こし、データを集めて分析をしていくという、気の遠くなるほどの労力を要する作業の末、身長と人口と当時の状況を重ねることで多くの新たな発見がなされた。コムロスは、二世紀もの間、アメリカ人が世界で最も高い身長を保持した後に、第二次世界大戦後は、男女とも、オランダ、ベルギー、チェコ、デンマーク、スウェーデン、ノルウェー、ドイツなどの欧州の多くの国々に抜かれてしまったことを示した。ここでのアメリカ人の身長は、アメリカ本土で生まれた、非ヒスパニック系白人およびアフリカ系アメリカ人（すなわちヨーロッパ系とアフリカ系）のみを分析の対象者としている。[57]

なぜだろうか。経済的にはアメリカは欧州よりも繁栄している。さまざまな経済指標を取ってみても、アメリカが世界で最も豊かである状況は、過去何十年さかのぼって続いてきた。OECDのデータ（Better Life Index 二〇二〇年七月参照）によると、国民一人当たりの家計調整純可処分所得の平均額はアメリカが年間四五万二八四ドルで、OECD四〇か国のなかでトップである。では何が違うのだろうか。

アメリカと北欧の平均身長を比較すると、幼少期と思春期にその差が現れる。それは、胎児期、幼児期の環境、さらに思春期の栄養状況を反映していると考えられる。コムロスはアメリカと欧州の間の社会福祉制度の差に鍵があるのではないかと示唆した。何が平均身長の伸びや停滞や縮小に影響を与えるのかは、今後の研究で解明されていくだろう。

平均身長は前述した障害調整生存年数（ＤＡＬＹ）などと比べて、わかりやすい指標である。歴史的人口においても、現代の人口においても、異なる国・地域間の人口の平均身長の高さの比較、というよりも、ある期間にある国・地域でどれだけ平均身長が伸びたか、停滞したか、という見方のほうが、何がその人口に起こっているのかという点に関して、より多くのヒントを与えてくれるようである。日本とその近隣を見てみよう。北朝鮮は、韓国や他の国々のように二〇世紀後半に平均身長の増加を経験しなかった。北と南の国境を境とする朝鮮半島の人々の身長差は、まったく相違のなかった一九四〇年代後半の出生コホートで徐々に始まり、その後もますます開いていき、六センチほどの差になった。[75] やはり北朝鮮に広がる社会経済的状況を反映していると考えられている。

過去一世紀にわたって一五センチも高くなった日本人の平均身長は、一九八〇年生まれをピークに縮んでいる。低出生体重の割合が、ちょうどそのころを境に増加傾向をたどったことに起因しているとされている。隣国の韓国と比較すると、六〇年代、七〇年代の一七、一八歳の男子学生の平均身長は日本のほうが二センチ高く、八〇年代もまだかろうじて日本のほうが高かった。しかし、韓国の平均身長は伸びつづけ、二〇〇〇年代後半には韓国人の学生のほうが日本人学生よりも平均身長が三センチ高くなっている。同時期に野菜や果物の摂取割合が落ちた日本人と、野菜摂取量が倍になった韓国人の栄養と食事のバランスが、この平均身長の差に起因するのではないかという見解もある。[62] 五十年後、百年後……日本人の平均身長はどのような推移を経ていくのだろうか。

【コラム】カンボジア——傷ついた歴史からも再生

初めてカンボジアに行ったのは二〇〇〇年代初頭だった。クメールルージュの政権下で大量虐殺が一九七〇年代後半に起きたカンボジア。首都プノンペンの中心にある高校の建物は、そのころ数多く存在した政治犯収容所の一つとなっていた。今はトゥールスレン・ジェノサイド博物館として残されている。敷地で展示されている、当時犯された残虐な行為の絵や、命を失った人々の顔写真を見ていると、悲鳴が聞こえてくるようで、三五度以上の蒸し暑さのなかでも、その恐ろしさに背筋が凍る。ここだけでなく、いく先々でお寺の一角などに犠牲者の頭蓋骨が山のように積み上げられた記念碑を目にする。

当時、クメール人の同僚は、父親と兄弟をすべて失い、母親と姉と暮らしをしのぎ、ある日家の前に置かれていた赤ちゃんを子どもとして育てていた。自分の子のほかに数人、孤児になった子どもたちを一緒に育てているというのがざらにあった。国で初めてエスカレーターのあるショッピングセンターがオープンしたことがニュースになり、それを見に人が押し寄せた。

モトドップと呼ばれるスクーターのタクシーの後ろに乗ってプノンペンを縦横無尽に探索した。早朝の市場の匂いから黄昏のトンレサップ川まで、これだけ自分にとって魅かれる街はないと思った。

それから一五年以上。カンボジアは目まぐるしい経済発展を遂げ、首都プノンペンには日系の大きなモールができ、シネマ・コンプレックスや他の娯楽施設、ブランド物のファッションからアジア各国の食べ物や流行りのドリンクまで、たくさんの店が並んでいる。カンボジアは若者の割合が多く、とにかく活気がある。海外からの若い女性グループや年配カップルなど、以前とは異なった観光客層を見るようになった。

国際保健を志したときから、いずれは東南アジアの途上国に長期間にわたって暮らし、現場の仕事に携わることが夢だった。それがいつのまにか違う方向へ流されてどんどん遠ざかり、子どもが生まれ、夫の仕事で欧州最北端の首都へ引っ越すことになり、自分の専門性もやりがいもいったい何なのだろうと途方に暮れていた。そんなときにふと舞い込んできた仕事で、カンボジアに再び携わることになった。

その期間、何度かカンボジアへ渡航し、初めての六週間にわたる長期出張もあった。渡航前に迷いや不安がなかったわけではない。でも現場でしばらく働けるまたとない機会で、夫も心から応援して背中を押してくれた。が、フィンランドの保育園のママたちは六週間夫と子どもたちを置いていくと言うと、衝撃だったようで、「そんなことがどうしてできるの?!」とバリキャリのママ友には真っ先に責められた。父親が仕事で一、二か月外国へ行っても、みんな、ああそうなの、大変ね、で流されるところが、やはり母親が小さな子どもたちを長らく置いていくというのは北欧でも物議を醸すようだ。それでも外国人夫婦の私たちは、その存在からしてもう変わり者の部類に入っているため、あまりしがらみもなく、自分たちで決めて行動に移せる気楽さがあるのかもしれない。

仕事は、インフォーマルセクターで働く人々を対象とする医療保険制度の設計に関連したものだった。カンボジアの大半の市民は、まだ医療保険に加入していない。従業員を医療保険に加入させる職場はごくごく一部であり、保険の必要性や基本的な仕組みも最近になってようやく人々の理解が広まりはじめた段階だ。そのため、家族の予期せぬ病気や怪我のために家計が打撃を受け、それが要因で貧困に陥ってしまう世帯は数多ある。それが、途上国の現状である。

もし、強制的な加入を必要とする医療制度を政府が作ることにしたらどうか、という質問も今回の調査内容に含まれていた。政府関係者はどの省でも、強制的加入というのは皆嫌がる、無理だ、と言う。クメールルージュの政権下で受けた残虐な抑圧と制裁がまだ生々しく市民の脳裏に残っており、国民に対して「強制」する制度を作ることはできないということだった。

それが、実際に調査から得たデータを解析してみると、予想外に高い割合の人々が、もし政府が責任を持ってやってくれるのなら加入する、信頼する、と答えたのである。

私は現地の世帯調査チームと一緒に、タイ国境に接しているバッタンバン州にしばらく滞在し、町と農村を回った。常夏の美しい田園風景が続く米どころで、美人が多いことでも知られているバッタンバン州。古き良きカンボジアがそこにあった。州都を早朝出発し、調査対象に含まれた州の端の地域まで出かけ、クメール人の同僚と世帯を回った。温かくて人懐こい性格の人が多く、ほとんどの家が調査チームを迎え入れてくれ、果物を勧められたり、近所から様子を見に人が集まってきたりした。私も言いたいことがあるからうちにもぜひこの後に来てくれと言ってくる人もいた。調査では村長と村の全世帯の地図をまず先に作り、それをもとに無作為抽出になるように調査対象となる世帯をあらかじめ決めて、順に回っていくため、そうはできなかったのだが。

ある一軒は、かろうじて家と呼べるような、やっと建っていて、屋根が覆っているような状態にあった。そこには小柄で可憐な若い母親と、幼い子どもたちの三人が暮らしていた。少し離れた、しっかりとした建物の母屋には親戚が住んでいるらしい。どのような事情でそうなったのかは知りえなかったが、その家というよりも小屋は、壁が一部なく、ドアもなく、外から中が丸見えで、全部で畳四畳くらいの広さで、傾いていた。私たちチームを、母親はそこに快く優しく迎え入れ、座る場所を探そうとしてくれたが、とても全員が入る余地はなかった。私たちは外で立ったまま聞き取り調査を終え、通りへ戻っていった。

同僚と私は少し動揺していた。上の男の子が数歩後を、私たちについてきていた。同僚が停めてあった車から、昼食として持ってきた肉まんを出して渡すと、手を合わせて丁寧に深々とお辞儀をし、母親と妹のところへ嬉しそうに飛ぶように戻っていった。

学校帰りの子どもたちが自転車や徒歩で帰宅中、わいわいと駄菓子屋へ寄っていた。私の父が小学生だったころの日本もこのような感じだったのだろうか。兄弟が多く、家庭の貧しさに大変な思いをした父は、自分の幼少時代をとても幸せだったと、今でも少年のような笑顔で振り返る。修学旅行もお金がなくて行けなかったと、周りから聞いたが、そんな辛いエピソードをゆうに超えてしまうほど、楽しい思い出でいっぱいだったのだろう。

六週間の出張の最後の夜は私の四〇歳の誕生日だった。明日家族とフィンランドで再会できる喜び、カンボジアで再び働けたことへの感謝、無事仕事を終えた安堵感。オリンピック市場の反対側の路面甘味屋台で、風呂場で使うような小さなプラスチックの椅子に腰かけ、好物のかぼちゃプリンをお祝いに一人で食べた。暗がりのなか、トゥクトゥク、車、オートバイ、人やら牛やらを積んだトラックやバスがクラクションを時折鳴らしながら、所狭しと行き交う大通りを眺める。私にとってたまらなく愛おしい光景だった。自分で想像しうる限り、最高の誕生日だった。希望がまた持てたから。傷ついた歴史からも、心からも、再生できる力が、人にはある。私も細々とでも自分の好きな仕事を続け、学びつづけ、またいつかさらに勢いを増したカンボジアに戻ることができるような気がした。

5　国と家族
──母子が、家族が、みんなが生きやすくなる社会をめざして

最後の章では、人々の潜在能力を実現できるような社会をめざすには、さらにどのようなことを試みることができるのかを考えていく。罰するのではなく、インセンティブを与えることで選択する行動を変え、そこから仕組みを従来のものから新しいものへ変えていくという介入。個人個人だけではなく、住民全体にとっての健康とは何か、幸福とは何か、豊かさとは何か。それらをどのように測定するのか。測定を試みることで何が見えてくるのか。包括的な意思決定と社会の構成員が関わって作っていく政策、思い切ったことを小規模で試し、結果がどうなのか、拡大できる可能性はあるかをしっかりと評価していく過程、危機や問題に直面した際、政府や社会への信頼度と市民個人の選択と行動の関連性などについて見ていく。

私たち個々の人間がそうであるように、問題を抱えていない国や制度は存在せず、男女や家族のあり方、出生率、教育、医療制度や社会福祉制度など、各々が社会の課題として取り組んでいる。自分の国や社会に適した解決法を模索し、積極的に新しいことを試みるというその気概は、頼もしく、お互いがそれぞれ参考にできることではないだろうか。

しかしその前に、他人から、外から、より力のある者から圧力をかけられて自分の人生と自分の子どもの生存に関与されてきた、過去から今日に至るさまざまを振り返ることから、まず始めなければならない。

国が人口政策に踏み切るとき

人口減少を克服すべき課題として取り組む政府は、出生率を上げるための対策を講じたり、積極的に移民を受け入れるなどの政策をとる。人口増加を問題としてとらえる国は、増加を抑制しようとする政策をとる。個人個人がそれぞれ選び、決めることであるはずの自分の子どもの出生。外からの介入があるとき、それはどのような影響を人口と個人に与えるのだろうか。

中国の人口政策の変移と人権

家族計画のプログラムは、長らく「小さな家族」を推奨し、「大きな家族」よりも「小さな家族」を持つことの利点を強調してきた。「小さな家族」という新しい規範を確立することを目的に、対象集団へ働きかけ、効果的な避妊法の情報と提供を同時に行う。

しかし、個人とカップルが何人まで子どもを持っていいかを明示する政策は強制的である。このような子どもの制限政策のなかで、最も知れ渡っているのが、中国の一人っ子政策だろう。これは極端な人口抑制政策であり、また、当初予想されたよりもおそらくずっと長期間にわたって施行された。すべてのカップルに一人だけの子どもしか許さない政策というのは他に例がなく、政府による社会的対応のなかでも最も過酷なものではないかといわれている。一人っ子政策は基本的人権の明らかな侵害であり、個人と家族にとって、生殖の自由を奪うものであった。

中国で一九七八年から一九八〇年にかけて段階的に導入された一人っ子政策は、人口の急増化を抑えることで、当時始まった経済成長を後押しする狙いがあった。制限を順守させるためにシステムが築き上げられ、時には抵抗に対して暴力を使うことも辞さずに管理は徹底された。第二子以降の出産を間近に控えた女性の強制的な妊娠中絶など、聞こえてくる個々の恐ろしい物語は絶えなかった。男子選好の傾向が強い中国では、女の胎児の中絶、乳児殺害、育児放棄が行われ、それは著しい性比のアンバランスを生み出した。途中で農村部や少数民族などに対して例外措置をとるなどしたが、この一人っ子政策は結局、三五年もの歳月の間、続くことになった。高齢化と生産年齢人口の減少を踏まえて、二〇一三年には夫婦それぞれが一人っ子の場合、第二子を持てるようになり、二〇一六年にすべての夫婦に第二子の出産を認める政策が施行された。あくまでも、第二子までという制限つきで、子どもを何人持ちたいかということに関して自由になったわけではない。

この政策は、現在見る中国経済の成功のために、豊かさのために、本当に必要であったのだろうか？

一人っ子政策の導入時までに、中国の出生率はすでに一九五〇年代、一九六〇年代と比べて半分以下になっていた。一人っ子政策に関係なく、出生率の大幅な低下が起こっていたのである。一九七〇年に中国と同様の出生率を示した国々のデータを使用し、出生率の軌跡を比較した研究によると、一人っ子政策のない他の国でも、出生率は低下し、中国で（一人っ子政策がなかった場合）予測されるレベルを下回ったという結論を出している。[31] さらにこの研究では、国連の二〇一一年の人口予測モデルを使って、一人っ子政策がなかったらどのような出生率の変移を遂げたかを推定した。一九七〇年に急下降していた中国の出生率は、二〇一〇年には一・五くらいの、「現在観察されているレベルまで」低下しただろうという結論を出した。もし、政策がなかったら、という問いには、どれだけ精巧なモデルを組み立ててみても、正解はない。確実なのは、この政策が莫大な人間の命と心、身体を犠牲にしたということだろう。

少子高齢化と他の弊害を見据えて、中国は最近になって逆にもっと子どもを産むようにという政策に切り替えたが、長年の一人っ子政策、それに伴う価値観や社会構造の変化に対して、家族や個人はそう簡単に反応しない。二〇一六年に第二子が認められるようになってから、ベビーブームが起こるのではないかと政府は期待していた。同年、赤ちゃんの数が増えたものの、二〇一七年、二〇一八年、二〇一九年と毎年、出生した赤ちゃんの数は下り坂をたどっている。目覚ましい経済発展を遂げた中国で、若い女性・カップルは出産と子育てにかかるコストを経済的負担と感じている。それが、他国と同様、晩婚化、少産化をうながす。

しかし専門家は、減りつづける人口当たりの出生率の最も深刻な要因は、偏った男女比ではないかと指摘する。男子選好の結果、女子の数が減り、子どもを産める女性の数が減ってしまったのだ。

北欧福祉国家に「ふさわしい」市民と断種

人権を無視した人口政策は、もちろん中国だけで行われたのではない。インドの悪名高い強制断種手術のキャンペーンは一九七五年から一九七六年にわたって行われ、その間に八〇〇万件以上の断種手術が行われた。急な人口増加に直面したバングラデシュやインドネシアなどの他の国々でも、中国やインドと比較して規模も小さく強制度はゆるいものの、政府によって半強制的な断種手術が行われた。[31]

そして断種は、人口が急増する途上国だけで起こったこと、起こることではない。特定のグループをターゲットにした強制的な不妊手術、断種は、インド、ペルー、カナダ、アメリカ、スイス、日本を含む世界各国で行われた過去があり、現在も各地域で、多くの場合ごく静かに、なお続いている。複数の国連機関による声明では、男性よりも女性が強制的な断種を施される対象になり、そのなかでも、先住民族または少数民族の女性、障害を持つ女性、HIVに感染している女性、生活保護を受けている女性が、特にターゲットとなっていることを指摘した。トランスジェンダーやインターセックスの人々もこのグループに入る。[87] 表向きは強制的でない場合も、断種に同意せざるをえない状況にこれらの対象者を追い込み、目的は遂げられた。

二〇世紀初頭、「望ましくない」集団の出生率を低下させ、「望ましい」集団の出生率を促進することにより、人種の質を改善できるとする優生学の考えが、広く賛同を得るようになった。これが後にナチスの徹底した管理下に置かれた人口政策と、ホロコーストという惨事につながった。

この優生学の思想は、けっしてナチスのみにあった考えではなかった。ナショナリズムが高揚し、同時に出生率が急速に低下していた当時の欧米諸国や日本において、国力強化の名の下で、いかにして国民の「量」と「質」を上げるのかという課題が公に論じられるようになっていた。そして優生学は、アメリカ第二六代大統領であったセオドア・ルーズベルトなど、当時の有力者たちの間でも支持を得ていた。ルーズベルト任期中の一九〇七年、アメリカのインディアナ州は、「精神薄弱」の遺伝的脅威がある者として施設に収容された人々の断種を要求する法律を可決した。インディアナ大学の資料によると、これが世界初の優生学法とされている。この「精神薄弱」の定義は広義であり、しばしば欠陥のある知能テストを使用し、「道徳的な退行」、「強すぎる性欲」、その他多くの場合、貧困に起因する特性を症状として特定し、診断された。[24] たとえば、「売春婦」も、「精神薄弱」の遺伝的脅威として扱われていたが、貧困な女性たちはしばしばこう呼ばれ、レイプの被害者となり、妊娠した場合も、「売春婦」というレッテルが貼られた。

北欧では、優生学はどのようにとらえられていたのだろうか。一九九七年、スウェーデンの影響力のある日刊紙『ダーゲンス・ニーヘーテル』は複数の記事において、つい最近まであった事実として特定の市民に対して行われた断種の実態を報道した。エコノミストの記事によると、一九三五年から一九七六年の間、少なくとも六万人の若いスウェーデン人女性が、「子どもの面倒を見ることができない」くらいの精神的欠陥もしくは他の障害を持つと判断された場合は、強制不妊手術を受けた[28]。これらの法律や政策は隠されていたわけではないが、なぜか長年触れられることがないまま年月を経て、九〇年代にこのような新聞記事として発表されるまで、スウェーデンの一般市民のほとんどはそのことを知らなかった。弱者に対しての寛大さで知られている国が、つい最近まで、まさに最も弱い者たちに対してこのような処置を取っていたことに、海外の国々も驚き、大きな反響が起きた。

　オーフス大学の資料[68]によると、一九二三年から一九四一年の間に、北欧五か国の各政府は、精神障害者やその他の障害者、遺伝性疾患者、および「社会的に望ましくない者」による生殖を抑制することを目的として、結婚制限、不妊、去勢および中絶の法律を制定した。すべての法律は一九七〇年代半ばまでに廃止されたが、四〇年近く適用された結果、合計一七万件もの不妊手術が行われたとされる。その圧倒的多数が女性に対して行われたものだった。なかには、明らかに本人の同意を得なかった強制不妊手術も含まれていた。

　前述のエコノミストの記事[28]を引用すると、制定された当時、この法律は、支持者にとって三つの目的を果たしたという。一つ目は、「不良な血統」を防ぐため。精神的に弱い者、社会的なはみ出し者は、健全な「優れた」血筋の者よりも奔放に多く繁殖するとされていた。二つ目に、弱い遺伝子を広めないように「保護」が必要な弱者たちに「親切」にするため。そして三つ目に、福祉制度にかかる高額の費用を削減しうる低コストの方法とみなされた。

国民の「普遍的」な社会福祉を可能にするために、どのような市民が望ましいのか、ふさわしいのかを国が決め、淘汰する。それはナチスの狂気に満ちた優生政策とも一線を画す[106]。どこか微妙なのだ。どこで市民の質に関しての境界線を引くのか。「親切」に守ろうとしているものは何なのか。福祉制度の負担になる者を予防的に除くことで、その制度の維持が可能になるというのだろうか。そのような微妙な一面が、北欧「福祉」国家の歩みに見てとれる。

生まれるべきでない子ども、親になるべきでない女性。それぞれの社会において、誰が決めることとなのだろうか。

北欧のダウン症

デンマーク、フィンランド、ノルウェー、スウェーデンとともに北欧五か国に入る小国、アイスランド。日本の四国と北海道を合わせたくらいの面積で、火山とフィヨルドが成す壮大な自然から、「火と氷の島」といわれている。急速な経済成長の後、二〇〇八年の一〇月に劇的な経済危機に見舞われた。

二週間でアイスランドの銀行システムの九割が崩壊し、債務不履行になるという深刻な経済危機のなか、政府は子ども、高齢者、社会福祉制度の利用者、失業者など、脆弱な人口を守る政策をとった。そのため、経済危機の打撃を受けた直後から、復興をめざす年月の間も、妊婦と子どものための医療は保障され、子どもの健康と福祉は維持された。[38]公的医療機関では妊婦の定期検診、出産、一八歳以下の子どもたちの医療と予防ケアが引き続き無料で提供され、さすが北欧だ、と、経済危機の深刻な影響を同様に受けたスペインやギリシャの保健制度と健康データを引き合いに、話題になっていた。ギリシャなどとは異なり、アイスランドでは社会的地位や親の就労の有無にかかわらず、母子は医療ケアの恩恵を受けることができた。価値を失ったアイスランド・クローナに助けられた観光業の盛栄もあり、経済の立て直しは、予想を上回る速さで進んでいる。

そのような国、アイスランドが二〇一七年にアメリカCBSでニュースになった。[16]「アイスランドではダウン症が『根絶』されつつある」というのが趣旨だ。出生前検査で「ダウン症のリスクが高い」という結果が出た場合、ほぼ一〇〇パーセントの確率で妊娠中絶を女性が選んでいる、とニュースは伝えている。三五万人程度の人口を持つアイスランドでは、例年一人か二人のダウン症の赤ちゃんが産まれ、三人となることは稀で、それはスクリーニングから漏れたケースがほとんどだという。

アイスランドでは、出生前スクリーニング検査は任意であるが、妊婦の八割以上が受けることを選んでいる。ダウン症は、体細胞の21番染色体が通常より一本多く存在し、計三本になることで発症する先天性疾患群である。特徴的な顔つきと遅めの身体的・知的発達が多くの場合見られる。

現在、ダウン症を持って生まれる赤ちゃんは、健康で豊かな人生を送ることができ、平均寿命は六十年くらいとされている。CBSの記事には、遺伝学者のインタビューが載っていた。「(アイスランドでダウン症の子どもがほぼ生まれないという現実は)比較的強引な遺伝カウンセリングを反映しているのではないか。遺伝カウンセリングにあまりにも重きが置かれるのは、望ましいとは思わない。ある意味で、医学的ではない決断に影響を与えている。健康な子どもを持ちたいと望むことは当然だろう。でもその目標の追求のために、どこまでやるべきかは、かなり複雑な決断なのではないか。」

情報を与える機会を設け、その情報に対して選択肢を与える、それだけで人は影響を受ける。中立的なカウンセリングというものはありえるのだろうか。たとえば、ダウン症の子どもを持つ家族のサポートグループと会うことはできるのだろうか。どのようなかたちでダウン症に関して、ダウン症の子どもを持つ親に関しての情報は与えられるのだろうか。あなたのような立場にいる女性のほとんどが中絶を選びます、この国でダウン症の赤ちゃんはほとんど産まれません、というデータを示されるのだろうか。ダウン症の子どもを持ち、幸せな親と家族が多く存在します、と語られるのだろうか。

これらのニュースと関連記事、そしてそれに対する世界からの反響を受けてか、アイスランド政府は同年一二月一一日に保健省の公式ウェブサイトで、「アイスランドのダウン症と出生前スクリーニングに関する事実」という記事を発表した。[35] その冒頭では、海外においてアイスランドのダウン症について間違った情報とデータが広められていることに対する懸念が露わにされている。政府は、アイスランドではすべての女性に妊娠中の定期的な健康診断など出生前のケアを提供していること、医療専門家による出生後の支援があること、ダウン症などの染色体障害のスクリーニングは、妊婦が受諾もしくは拒否するはっきりとした権利があることを強調している。また、政府はCBSの記事に載っていたいくつかの点において、微差ながら異なる情報やデータを提供した。

スクリーニングでは、胎児にダウン症が発生する可能性が高いかどうかのみが明らかになり、これを確認するにはさらなる検査が必要だ。スクリーニングによりダウン症の高いリスクを知らされている女性の約一五~二〇パーセントは、ダウン症に関するさらなる検査を拒否し、妊娠を継続することを選ぶ、とある。

アイスランドでは二〇〇七年から二〇一七年の十年間で、例年平均二、三人のダウン症の赤ちゃんが産まれている。CBSの記事に対して、どのような議論が国内外でなされ、政府のこの発表に至ったのかはわからないが、非常にセンシティブな話題に触れたことはとにかく明らかである。
「コペンハーゲン・ポスト」紙によると、デンマークの二〇一五年の報告では、その前年、九八パーセントの女性がダウン症の胎児を中絶することを選んだとしている。全国で二人だけが、中絶を選ばなかった。アイスランドよりも人口が十倍以上多いデンマークで、二人である。「ダウン症は絶滅に向かっているのか」というセンセーショナルな見出しがついていた同新聞の二〇一八年の記事によると、流れは変わったのか、前年に一三人のダウン症の赤ちゃんがデンマークで生まれたという。家族それぞれと話さなければ、どのような経緯でその決断に至ったのかはわからないが、過去数年、ダウン症の全国協会と病院が協力している背景があるという。

デンマークでは、ダウン症の胎児を妊娠している女性とパートナーは、決断の前にダウン症の子どもを持つ親を訪れることができるなど、アレンジされている。また、ダウン症を持つ人々が質の高い、自立した生活を送ることができていることを伝える最新の情報が提供されている。以前は心臓の問題などのリスクに焦点が当てられていたが、最近はより微妙なアプローチで、妊娠しているカップルに最新の情報、より多様な観点からの情報が与えられるように配慮されている。

フィンランドの国立保健福祉研究所（ＴＨＬ）によると、約七〇パーセントの妊婦が、ダウン症の胎児を中絶する。他の北欧諸国と比べて中絶を選ぶ割合は低いが、十年前から五割増となっている。

アイスランドに関するＣＢＳの記事には、染色体異常のある妊娠をしている女性に対するカウンセリングを行う病院スタッフへのインタビューもあった。妊娠を続行するか、中絶するか。決断に悩み、罪悪感に苛まれている女性たちに、彼女はこう語るという。

「これはあなたの人生なのです。あなたが自分の人生をどのようにしたいのか、選ぶ権利があるのです」

先進国による途上国の家族計画支援と介入

力のある者が、力のない者を抑圧する、コントロールしようとする、というのは、われわれがマクロなレベルでも、日常でも、経験し、見慣れてしまっている光景だ。

先進国を中心に集められる開発援助資金（ＯＤＡ）が、途上国の人口を抑制するために積極的に注がれる一方で、先進国の一部はどのようにして自分の国の人口を増やそうかと苦心している構造には矛盾がある。長年にわたって、途上国の人口政策と女性たちの性と生殖は、開発援助と開発対象国の国家とが結びつくことにより管理されてきた。[100]「南の諸国家の開発は、世界銀行、ＩＭＦ（国際通貨基金）、国連諸機関、アメリカ合衆国の国務省やＵＳＡＩＤなどの機関によって管理され実行されてきた。その際、南の人口増加の抑制は当初から開発戦略の一課題であり、人口抑制計画を同時に実行することは、各国がこれら機関の開発援助を受けるためには必要条件であった」[94, 100]。

そのような背景から、家族計画の推進は、どのように施行されるのかによって、多くの途上国の国々でいまだに外部主導のアジェンダとしてみなされ、しばしば懐疑的に受け取られている。気候変動と環境問題に対する重要な手段として、人口削減が提案されることもある。人が少なければ少ないほど温室効果ガスの排出量が少なくなり、人口削減によって人類は生き延びるという見方だ。その一方で、他の環境保護論者は、人口に焦点を当てることは、緊急課題である低炭素社会への移行の必要性などから目をそらさせ、危険であると指摘する。人口抑制計画の環境への効果にも疑問を持ち、また、社会的・経済的弱者たちを、持続可能な社会への障害として扱うのは間違っていると批判する[22]。

発展を目的とした家族計画の推進はデリケートなトピックであり、疫病の撲滅など、反対の余地がない目的とは異なって、一筋縄ではいかない。しかし同時に、自発的な家族計画によって、まぎれもなく人々は希望する数の子どもを得ることができる。これは、効果的な避妊法の使用によって達成される。近代的避妊法は、最も費用対効果の高いパブリックヘルスおよび開発のプログラムであるといわれてきた[90]。意図しない妊娠を避け、計画的に間隔をあけた出産を可能にすることは、母子保健に貢献し、妊産婦と乳児の死亡率を低下させる。[90]

低・中所得国では、必要としている女性のおよそ半分が効果的な避妊法を使っていないと推定されている。[30] これらの女性たちは、出産を遅らせたい、もしくは終わらせたいことを望みながら近代的避妊法を使っていない。この「アンメット・ニード（家族計画の必要性の未充足度）」は正確に測定するのが難しく、物議を醸す指標であるが、ＤＨＳなどの数々の大規模な調査をもとにしても、女性たちの需要が満たされていないことが明らかになっている。そして特に、その需要と供給のギャップが大きいのが、貧しい女性、教育を受けていない・読み書きができない女性、年若い女性、農村部に住む女性である。効果的な避妊法を使っていない理由として、夫の反対や副作用に対する恐れ、結婚していない若者が避妊法を入手できない現状、などが挙げられる。社会規範や障壁を理解し、その国や地域の文化、歴史も考慮したうえで、女性が主体となった、最適な家族計画のあり方が模索されている。

【コラム】スウェーデン――政策が作る地上の楽園

子どものころはアストリッド・リンドグレーンの物語[108]に、高校生のころはダグ・ハマーショルドの『道しるべ[98]』に救われてきた私にとって、おととしの夏のスウェーデンへの小旅行はやっと憧れの北欧の国を訪れる機会となった。昔はよく違いがわからずにごちゃ混ぜになっていた北欧の国々であったが、デンマーク人と結婚し、フィンランドに暮らすようになってから、それぞれの立ち位置と関係が少しわかるようになってきた私にとって、断トツに進んでいて、尊敬され、周りから何でもできすぎるとネタまれているスウェーデンはやはり興味があった。男女平等、先見の明のある政策、寛容な社会。夫に言わせると、デンマークはやんちゃ坊主の弟で、スウェーデンはそれをなだめる優等生の兄貴分らしい。夫が、なんだい、スウェーデンはＩＫＥＡとＨ＆Ｍの大量生産で儲けて、デンマークは高貴で選ばれたデザインで勝負するんだぞ、と、自分の国のレゴのプラスチック大量生産業は棚に上げてカリカリする様子にはなるほど、やんちゃな弟ね、と思う。

　子どもたちも親同士も仲の良い家族と、ヘルシンキからフェリーに乗ってストックホルムへ向かった。船室で一晩眠って翌朝、窓の外を眺めていると、森の中、水際に佇む赤い屋根の夏別荘があり、庭先に花が咲き乱れ、白鳥が優雅に水面に浮かんでいる。静かなおとぎ話のような外の風景に見とれていたら、友人の父親はつぶやいた。「僕たちフィンランド人は、完璧な国、スウェーデンをいつもうらやましく思っているんだ」

　フィンランド人は寡黙な人が多い。この人もそうなのだが、彼の場合は心地の良い寡黙さで、傍にいると自分の感情の起伏が収束していくような、よけいなものがそぎ落とされていくような感覚になる。嫉妬などとは無関係そうな穏やかな彼が、うらやましいなどと急に口にするのが意外で、「あはは、フィンランド人は謙虚だからねー」、なんてそのときは私も笑っていた。

小さい子どもたちを連れているため、滞在中の数日間はもっぱら家族向けの場所、スカンセン野外博物館やユニバッケンや公園巡りに徹したのだが、それらの充実していること。家族がゆったりと過ごせるように配慮され、大人も幼少時代に戻って、子どもと一緒に冒険できるようになっている。ギラギラとした商業化はしておらず、どこか素朴で、懐かしい。ストックホルムのような（ヘルシンキに比べてではあるが）都会でも、ここまで家族に優しくできるのか、とため息が出た。

ユニバッケンのストーリートレインに乗っている間、リンドグレーンの『はるかな国の兄弟』の物語を体験できるようになっているのだが、あの悲しい美しい物語を思い出してしまって、よりによって私がぼろぼろと涙を流してしまった。それを見て呆然としてしまっている夫と子どもたちと下車するとき、恥ずかしくて一人うつむいていたら、スタッフが何度も私に大丈夫かと声をかけてきて、ますます顔があげられなくなってしまった。夫が「いや、子どもたちよりも彼女のほうが悲しくなってしまったみたいです」と説明して、私が笑うと、ようやくスタッフはほっとしていた。なぜあれほど心配されてしまったのかわからなかった。後になって考えると、何かおかしいと感じたら声をかけて直接本人と確認するように指導されているのかもしれない。

いざ街を散策となって、ストックホルム南の、ヒップなエリアとして知られているソーデルマルム地区の小さな公園で見た光景に、私は目を見張った。長方形の公園には美しい噴水へ続く中央の道の両側に草花が植えられ、色とりどりの花が咲き乱れている。中東系の移民が混じったスタッフがお互い談笑しながら花の手入れをして、草木に水を撒いている。車椅子に乗った老人が五、六人、それぞれの介護者にゆっくりと押されて日光浴を楽しみ、目を細めながら心地良さそうにしている。高い噴水のしぶきが太陽にきらめく。ファッションモデルのような白い肌のカップルが、これまた美しい黒い肌の子どもたちを連れて颯爽と通り過ぎる。養子縁組の家族だろう。隣の子ども向けの遊び場では、父親たちがベンチに座ったり、砂場にしゃがんだりしながら小さい子どもたちを遊具で遊ばせている。角のカフェではゲイのカップルがテーブルの上で手を取り合いながらコーヒーを飲んでいる。周りの洒落たお店は半分が、「夏休み中。来月戻ります（太陽マーク）」といった看板をぶら下げて閉店している。

短い北欧の夏の、ある天気の良い日に、たまたまこんなスナップが撮れましたといえばそれまでだろう。近年、二割近くの人口が外国生まれとなり、反移民の台頭が著しいスウェーデン、観光者の私が見落としたもの、生活しなければ見えないものもたくさんあるだろう。ただ、そんな奇跡的なスナップが一枚撮れるということに、そんなことが可能であることに面食らった。冗談でしょう。嘘でしょう。これは確かにあまりにも完璧すぎる。なんだかその完璧さが癪に障る。穏やかなフィンランド人の友人をうらやましいと言わしめるスウェーデン。デンマーク人の夫が、常に対抗意識を燃やしつつ、ユーモアと称してひがみと羨望を言葉の端々に込めるスウェーデン。そんな二人をそれまで笑い流していた自分もまた、いつのまにか、なぜこんなことがこの国では可能なのかとムキになっていた。

自分の声が届く政策

上から圧力をかけて人々の人生と自分の子どもの生存に関与する、という人口政策は、「より力のある者」がその社会の構成員として誰がふさわしいのかを一方的に定義し、ふさわしい構成員になることを推奨し、そうなれない者、なりたくない者を疎外することに通ずる。疎外された者は社会にいないはずの存在となり、それにより苦しみが生じる。前節で見た厳罰による産児制限政策、密かに行われてきた特定グループに対する不妊手術・断種、より微妙である近年の遺伝子カウンセリングなども、共通してこの側面を持つのではないだろうか。さらに、人口政策に限らず、医療、教育、社会福祉、環境、労働・雇用などの分野における公共政策全般が、誰によって、どのような目的で、誰のために立案され、決定され、実施され、評価されているのかを見直すと、その社会のありのままの姿が鏡に映される。本書では、たとえば水俣病の歴史や社会的流動性と格差、パブリックヘルスへの投資などを見てきたが、それらをとおして各社会のあり方を垣間見たと思う。

他人から、外から、より力のある者から強いられるのではなく、社会の内から、社会の構成員一人ひとりが、声をあげ、自分たちの望む社会を共に作っていけたら。自分の小さな声が、かき消されず、しっかりと周りへ届くようになったら。個人にとっても家族にとってもそれは生きやすさと幸せにつながるのではないだろうか。この社会に生まれる一人ひとりが、なりえる限りの自分になれるような、人々の潜在能力が実現される社会になるのではないか。

そんな理想郷など存在しない、と冷笑されるかもしれない。確かに完璧な人間が存在しないように、完璧な社会もありえない。しかし、今よりもう少し息のしやすい、各自が安心できる居場所を見つけやすい社会は、ありえるのではないか。もっと希望と自信を持って人生を歩み、家族を築くことができ、生まれてきた子どもが健やかに成長していけるような社会は、ありえるのではないだろうか。そして私たちはそれを望み、手に入れようとしてもいいのではないだろうか。

パブリックヘルスを大学院で学んでいたころ、北欧諸国の福祉制度や医療制度が取り上げられるたびに、これらが発展途上国の健康改善や経済発展を模索するうえで、どうつながり、役立ちえるのか、よく見えなかった。北欧諸国では可能なことでも、世界のその他大勢の国々ではとうてい無理な話のような気がした。授業でもそのような意見があがり、議論がしぼんでいくのがオチであった。当時、東南アジアで働くことを夢見ていた私は、まさか将来、自分が北欧に住むことになるとは知る由もなかった。そしてそれから何年もたった後、私は北欧の片隅でひっそりと家族と暮らしながら、今までになく、「望ましい社会」とは何なのだろう、という漠然とした問いについて、ひたすら考えるようになった。ここには、「望ましい社会」について問うことが不可避な土壌があるのだと思う。そして、やはり、北欧諸国からも私たちはヒントを得ることができると思うようになった。歴史も人口も文化も大きく異なる国の政策を簡単に真似して取り入れることはできない。しかし、人々が健康で、豊かに、幸せに生きていくにはどうしたらよいかという今日の切実な問題に取り組むにあたって、参考になる要素を見ていくことは、意義のあることだと思う。

女性政治家が多い国――ジェンダー・クオータ制度

まずは社会の構成員の半数を占める女性と政治とのかかわりについて見てみよう。女性政治家の割合が高いことは、日常生活（家庭経済の効率化）と子育て（人材育成）を重視した政治につながるといわれている。これはフィンランドに引っ越してきて、すぐに実感したことであった。一般市民の目線、特に子どもを持つ家族の目線で仕組みが作られているのだ。どうすれば家族にとって負担が少なくなるか、どうすれば子育てが楽になるか、どうすれば子どもを育てつつ仕事を続けることができるか、どうすればひとり親家族や低所得の家族でも子どもたちのために栄養のある食べ物を手に入れて、しっかりと学び、遊ぶことを確保できるか、それらが優先課題となっている。

フィンランドではCOVID-19のロックダウンに伴い学校が閉鎖されても、政府は発達障害を持つ子どもたち、また、病院や警察など必要とされている職種に就く親の子どもたちは引き続き登校できるようにした。さらに、「必要とされている職種」の線引きの難しさやひとり親家族の負担も考慮したうえで、自宅学習がどうしても難しい場合はどの子どもでも希望すれば登校できるように調整された。ロックダウンになってすぐに議題に上がったのが、脆弱な家庭にいる子どもたちをどのように守るのかという対策についてであった。たとえば、給食がなくなることで十分な栄養が取れない子どもが出てくるため、決まった日時に決まった場所で給食を受け取ることができるようになった。

人口が小さいせいか、平等の意識が浸透しているからか、北欧では身近な目線でお互いを見ている。政治家だから雲の上の人、有名人だから別格、という考えは薄いようだ。少し名の知られた人でも、クラスメートのいとこだ、とか、姉の知り合いのパートナーだとか、昔サッカーを一緒にやった、とかそんなふうにたどれることがぽつぽつとあるらしい。フィンランドの前大統領が市民プールで泳いでいたり、デンマークの王子が空港の近くの雑木林をボディーガードつきだけれども一般の人たちと混ざってジョギングをしていたり、ハリウッド映画で有名になったデンマークの俳優が海岸を一人で歩いていたりして、周りも普通に接し、彼らのプライバシーを尊重している――すれ違ってだいぶ経ってから、夫が「さっきマッツ・ミケルセンいたね」と言ったときには、私は憤慨してしまったが。

そのような風土のためか、政治も貴い身分の、市民とかけ離れた生活を送る厳選された数名が行うというよりも、代表する市民と近い目線で責任を持ってしっかりと政策がとられ、市民も政治家によって代行されている内容を看視し、バランスがとられているような気がする。そして市民に近い目線でいるためには、市民の半数が女性であるように、政治家にも女性が相当数代表されていることが必然になる。

国会において女性の占める割合の世界平均は、一九九五年の一一・三パーセントから二〇一五年の二二・一パーセントへと上昇し、ほぼ倍増した。[48] 地域別にみると、北欧諸国が突出し、一九九五年から五国の平均値はすでに三五パーセントを超えていた。アラブ諸国やアジア諸国はもともと低いうえに伸び悩み、ここ一〇年の間に急に割合が増えたアフリカ諸国や欧州諸国やアメリカ諸国と比べても異なる傾向を持つ。また、一九九五年にはトップ5を北欧諸国とオランダが占めていたのに対し、二〇一五年は一位がルワンダで六三・八パーセント、二位がボリビアで五三・一パーセントとランキングしている国はかなり変わっている。二〇一五年では北欧諸国はいずれもトップ5に入っていない。

世界の国々における女性国会議員の割合上昇の背景には、何があるのだろうか。

一つの大きな要因として、ジェンダー・クオータ制度が挙げられる。ジェンダー・クオータ制度は、ジェンダーに基づいて一定の割合で議席または候補者を確保する制度を指す。一九九〇年代から世界的なトレンドとなっており、現在一〇〇か国以上で導入されている。

国立台湾大学の黄長玲《ファンチャンリン》教授による、ジェンダー・クオータの研究をもとに発行されたブックレットでは、この制度には規制の面で二つのタイプがあるとされている。一つは、法によって規制されているタイプである。憲法や法律で議席や候補者の割合について定められ、法的に従うことが求められる。もう一つは、政党が自主的に、党則としてジェンダー・クオータを導入しているタイプだ。国が定めた制度ではなく、法律によって規制されていない[99]。

このブックレットで興味深いこととして挙げられているのが、北欧諸国では、ジェンダー・クオータは法律で定められているわけではないという点であった。政治的な競争によって生まれ、維持されているのである。進歩的な党が党則としてジェンダー・クオータ制度を導入し、それに追随するかたちで与党や保守的な党も導入しはじめた。調べてみると、確かにノルウェー、スウェーデン、アイスランド、デンマークにこれは当てはまるようだ。しかしフィンランドは例外のようで、一九九五年に法律で定められ、四〇パーセント以上男女どちらも確保されなくてはいけないことになっている。

北欧四か国以外のその他の国々、特に、新たに民主化を遂げた多くの国々では、一九九〇年代からジェンダー・クオータを法律化しており、すべての政党・国民が遵守することが求められている。日本や韓国に比べて圧倒的に女性国会議員の割合の高い台湾も、ジェンダー・クオータ制度の導入が背景にある（制度導入前からもともと台湾のほうが高かったが、それが促進されたかたちになった）。台湾でも、議席割当制度は憲法に定められ、地方政府法により各選挙区において、当選者四人のうち一人は女性とすることが定められ、二大政党（国民党と民進党）は党則として、候補者選定におけるジェンダー・クオータを採用している。[99] 現在の総統は女性である蔡英文《ツァイインウェン》（さい えいぶん）だ。

【コラム】日本の国会議員の女性の割合

家族とヘルシンキから日本へ向かうなか、久しぶりの梅酒を飲みながら機内エンターテインメントを物色していた。日系の航空会社だと、機内からもう日本を堪能できる、なんてウキウキとしながら、子どもたちを日本のアニメの前に固定し、自分は日本のニュースを選んだ。

今はネットで世界のどの国にいても母国の情報は手に入るようになっているのだけれども、一日のニュースを番組で見られる機会はめったにない。そしてそのような機会に、日本を間近に見てなごむと同時に、自分は離れてしまっている人間なのだなあと、あらためて思うことがある。ちょうど、世界経済フォーラム（WEF）が発表した「ジェンダー・ギャップ指数（男女平等指数）」で、日本の順位は調査対象一五三か国のうち一二一位とさらに後退し、過去最低のランキングとなったことがトピックの一つとして取り上げられていた。

北欧諸国がトップに入ったこと、フィンランドで史上最年少であり女性である首相が誕生したばかりであることなどが述べられ、それに対して日本の国会議員の女性の割合などが世界平均と比べても著しく低いことなどが棒グラフで表示されていた。お雛様のように並ぶ男女のキャスターは、落ち着いた声で淡々と順に情報を伝えた。ほんのりと、眉間にしわを寄せた表情を見せた気がしたが、それは、日本のジェンダー不平等に対する憂いなのか、日本がこのように評価されたことへの無念なのか、どう反応すべきか困っていたのか、意見は一言も挟まなかったのでわからない。そして次のトピックである愛犬の輸血不足問題へ、もっと意気込んで移っていった。

私はBBCへチャンネルを変えた。反イスラム的と批判されている新市民権法に対するインドの抗議デモが報道され、デモの様子や、参加し負傷した市民や、発砲したことを否定する警官のインタビューが生々しく映像で流れ、五〇代くらいの貫禄があって艶やかな女性アンカーが青い目をキッと細めて状勢に対する締めのコメントをしていた。なぜか、こちらのニュースのほうがまだ、見ていてホッとするように、いつのまにかなってしまっていた。

アイスランドの「女性の休日」と世界初の選ばれた女性元首

一九〇六年にフィンランドはヨーロッパで初めて、女性が投票できる国になった。それに次いだのがアイスランドであった。近年でも男女平等が最も進んだ国、女性が最も働きやすい国、と数々のランキングで一位を飾る常連者のアイスランドでは、どのような歩みをたどってきたのだろうか。

国連の定めた国際女性年であった一九七五年一〇月二四日は歴史に残る日となった。アイスランドの女性は、女性の過小評価された仕事がいかに重要であるかを示すためにストライキを組織した。そもそも「ストライキ」とは呼ばず、軽妙に「女性の休日」と名づけられた。そのほうが、楽しい響きで、もっとサポートを得られると考えたからである。ストライキと呼ぶと参加によって解雇されるリスクがあるが、休暇を取ることは問題ないからだ。

この日、女性は職場に行かず、家でも家事と育児をすることを拒否した。アイスランドの女性の九割がこの運動に参加した。国の女性人口の五分の一、約二万五千人の女性が国中から首都レイキャビクの中心に集まり、女性の低賃金、政治的代表の欠如、家事と育児の一方的な負担に抗議した。[37] 抗議といっても、歌をみんなで歌ったり、演説を聴いたり、一緒に笑ったりと、穏やかなものであったようだ。それは怒りを表すというよりも、静かに、互いを支えながら、力強く一緒になる運動だったのだろう。本当の草の根で、年齢層も職種も出身地も立ち位置も多様な女性たちが一丸になって動いた。アイスランドで最低賃金の女性のための労働組合を代表する女性も、主婦も、国会議員も、女性労働者も、それぞれが演説をした。どのような雰囲気だったのだろうか。想像してみるだけでも動かされる。

ちなみに「女性の休日」は後に、男性から「長い金曜日」と呼ばれる日になった。学校や託児所、工場、施設、店などは閉まるか、限られた範囲での営業になり、職場では子どもにお絵かきをさせながら仕事に追われ、家事に手を焼いた男性たちはてんてこ舞だった。アイスランドの議会は翌年、男女平等賃金を保証する法律を可決した。男女平等は、どの国でも放っておいて自然と手に入るものではないのだろう。戦って手に入れるものだ。そしてアイスランドでは賢い女性たちが賢く戦ってきたのだ。

「女性の休日」には、一人の劇団芸術監督も参加していた。ヴィグディスという名の彼女は、離婚歴があったが、子どもを持ちたい強い願望があり、数年前にアイスランドで初めて、シングルの女性として養子を迎えた。「女性の休日」の朝、劇団の女性たちが彼女の家を訪れ、自分たちは参加していいのかと聞いた。「自分で決めてね。明日ドレスリハーサルがあることは覚えていて。私？　これから参加しにいくところよ」と答え、結局そのまま劇団の女性たちとともに運動に向かった。

「女性の休日」の五年後、大統領選挙が行われ、今回こそ女性候補者が必要だということになり、ヴィグディスの名前が挙がった。一九八〇年当時、アイスランドの国会議員のわずか五パーセントが女性であった。ヴィグディスは劇団のほかに観光ガイドをしたり大学で教えたり、国営テレビ局でフランス語講座の講師をしていたため、名前も知られていた。船乗りたちから、ぜひ候補者になってくれという長い電報を受け取ったと話していた。周りが強く薦めても、最後の最後まで悩んだそうだ。[9]本当に自分にできるのか、と。

ヴィグディスのほかに三人の男性候補者がいた選挙で、彼女は接戦で勝利した。こうして民主的な選挙で国家元首に選出された、世界初の女性大統領が誕生した。支持は絶大で、再選され、一六年間の任期を務めることになった。彼女は初めて一人で養子を迎えたシングルマザーでもあった。娘についてインタビューで聞かれると、弾む声で、娘は自分の人生で起こった最も幸せなことであった、と話していた。「素晴らしい娘なの。彼女には四人子どもがいてね、でも私を含めて五人いるようよ、私のことを本当に気にかけてくれるの。四人の孫も素晴らしいの。義理の息子も素晴らしいの」

今年九〇歳を迎えたヴィグディスは、今でも小さな子たちに声をかけられ、ロールモデルになれて嬉しいという。「あの人がなれるのならば、私もなれる」、そう思ってもらえるのが本望だそうだ。

こんな話もある。ヴィグディスが大統領を務めていた当時、アイスランド人の小さな男の子が、ロナルド・レーガンをテレビで観て、「ママ、ママ、男の人も大統領になれるの？」と聞いたという。「スウィートな話よね」ヴィグディスは笑う。

「女性政治家の割合が高いことは法律で定められてはいないけれども、それが当然のことよ。権力を持つ女性が必要なのです。女性が発言権を持つと、社会のすべてが変わります」

【コラム】ヘルシンキでベビーカーを押す

フィンランドに引っ越してから、この国に馴染みのない知り合いに、住み心地はどうなのか、どのような国なのかと聞かれることがある。爽やかな青空と湖の狭間に白樺の葉が風にそよぐ夏、夕暮れに積もった雪が静かに輝く冬。でもなぜか伝えたいと真っ先に口に出るのは、ヘルシンキの公共交通機関をベビーカーとともに利用する大人は、一人分無料になるということ。保育園や学校が夏休みで閉まる七月には、市内の大きな公園で子どもたちに温かい昼食が無料で提供されること。ヘルシンキの暮らしについて描写できることはいくらでもあるだろうに、この二点がすぐ挙がってしまうのは、それだけ私にとって印象深く、また象徴的なことだったのだと思う。

上の子が生まれたジュネーブでは、トラムなどに乗る際、肩身が狭かった。抱っこ紐を使ったり、ベビーカーをたたんだり、なるべく工夫をした。それがヘルシンキではベビーカーのまま乗っていいだけではなくて、同伴している大人が切符の心配をしなくていいとは。ぐずる子どもをあやしたりしながら、ぼろぼろと崩れていく荷物を持っての移動中、財布を取り出す必要もないのは効率的だ。赤ちゃんを連れて頑張っているね、よけいなことは心配しないで、と肩をぽんとたたいてもらったような気がしてくる。

子どもたちの夏休み中、親たちは自分の仕事の調整をして、買い物に行き、食事を作り、決まった時間に食べさせなければ！　そんなとき、毎日遊んでいる大好きな公園で、正午になるとみんなで歌をうたいながら、自前のお皿とフォークを持って列に並び、温かい、栄養たっぷりの昼食をもらえたら。移民でも、たまたまそこに居合わせた観光客でも、子どもだったら誰にでも。イギリスに住む、セクシュアル・リプロダクティブ・ヘルス＆ライツ専門のレバノン人の同僚にこのことを話したときに、彼女は「ああ、それはきっと女性の考え出した案だったのでしょうね」と笑って言っていた。

大胆に、小規模に――北欧の社会的実験

北欧では、かなり大胆な社会的実験が小規模で行われる。暮らしていてもそれは感じることで、実験的な試みのため、これこれの年度に生まれた子どもたちは今年から保育園の家族の負担が大幅に減ることになりました、と急に連絡が来て、支払額が変わっていたりする。兄弟で同じ保育園に通っていても一人だけ変わったりするのだ。

二〇一七年に国家設立一〇〇年を迎えたフィンランドでは、さまざまなイベントが催され、公募でアイデアを募集したり、教育関連のベンチャー企業を大々的に取り上げたり、と若い世代が積極的に関わっていた。形式や伝統にとらわれない若い国の「一〇〇歳の誕生日」にふさわしいのだろう。

そして同時に感じるのが、常に変わっていかなければ生存できないという意気込みだ。新し

いことを試して、変化していかなければ、時代とともにふさわしいかたちに変貌を遂げなければ、置いていかれてしまう。すべての変化は望ましいものでも、最適なものでもないかもしれない、それでも現状に甘んじているよりずっと良い。そんな心意気を感じる。だからこそ、失敗も恐れず、失敗から学ぼうとする姿勢があり、失敗を許容するふところの大きさがある。そのため、ベンチャー企業などが盛んな環境になるのだろう。

フィンランドでは、二〇一六年から二年間にわたってベーシックインカム（国がすべての人に無条件で、最低限の生活を営むのに必要な現金を支給する社会保障制度）の実験が行われた。実施の仕方（失業者のみ対象）、規模の小ささ（二〇〇〇人）、政権交代後の新政府の無関心、実験の途中で影響を与える新たな政策の実施、測定の問題など、さまざまな問題が重なり、そもそも有効な実験なのかという声は当初から強かった。国際開発に関する途上国で行われる実験もそうであるが、この手の大胆な社会的実験は、小規模で行われるため、結果のよしあしにかかわらず、規模が大きくなるとどうなるかという点はまた別問題になってしまう。結果的にはベーシックインカムによって就職状況の改善や収入の増加は見受けられず、失敗に終わった[54]。

スウェーデンでは、一日の労働時間を八時間から六時間に短縮し、給料を変えないという実験を試みた。複数の場所で行われたが、スウェーデンの大きな都市のうちの一つ、ヨーテボリの市営老人ホームの例が特に注目を浴びた。北欧でも、ケアワーカーは需要が大きくなる一方で、スタッフを確保するのに苦労している職種だ。二年間の実験後、短い労働時間によって、従業員は幸せで健康になり、生産性が向上したことが確認されたが、市にとって費用がかかりすぎ、広く普及することはできないという結果が導かれた。それでも、働くこと、ワークライフバランス、労働の効率性など、大切なテーマについて考えるきっかけを与えた実験なのではないだろうか。

また、同じくスウェーデンで、二〇一一年から七年間もの間、ツイッターアカウント@swedenをとおして、一般の人々に国の公式の声になる機会を与えた。言論の自由の実験だ。週ごとに別のユーザーにアカウントは渡され、担当の発信者は好きなことについてほとんど何でもツイートした。環境問題や、食べ物、言語などのテーマや、日常のことなど内容は多様で、三五〇人以上の発信者と二〇万以上のツイートの後、実験は終了した。

これはそもそもスウェーデンを海外に宣伝することを託された政府機関であるスウェーデン研究所と、観光グループであるVisit Swedenが組んで作ったキャンペーンであった。一七六六年から反検閲法が施行されてきた国、スウェーデンの「開放性と透明性」の精神を世界に示すという目的だったらしい。一般市民をスウェーデンの代弁者として任せるのは怖くなかったかという問いに対して、スウェーデン研究所のコミュニケーションの責任者は、「もちろんそうでした。そしてそれが私たちの学んだことなのです。ソーシャルメディアにいることは、コントロールを手放すということで、スウェーデンをオープンな国として見せたいなら、こうするのが適しているのです」[65]と述べた。

現状維持では生き残れないからこそ新たな試みを追う、というのは健全な姿勢である気がする。新しいことを試みる勇気、成功例もあれば失敗例もあるが、失敗を恐れない心構え、失敗からも学ぶ姿勢、そのためにしっかりと量的および質的研究手法で評価をすること。

国への信頼と高負担、高福祉の納税

初めてデンマークを訪れたとき、消費税が二五パーセントと知っておののいた。夫は肩をすくめて、まあ、そういうものだよ、デンマーク人にとっては当たり前なんだ、と言っていた。

北欧諸国は税金が高いことで知られている。しかし、税金が何に対して使われているかが明らかであり、自分も恩恵を受けていることを知っているので、不満の声は驚くほど小さい気がする。確かに教育も医療もほぼ無料となるのであるから、支払う税金が目に見えるかたちで自分に返ってくる。デンマークでは、豊かなほうから九割の国民から税金を徴収し、貧しいほうから九割に分配するといわれているらしい。要するに、一部の富裕層や生活困窮者を除くほぼ全員が、税金は払うけれども、その恩恵も自分たちでちゃんと受けるということだ。そのような状況に、デンマークの一人の政治家は「納税者は惜しみなく税金を支払う分だけ、それ相当の無料サービスを享受することができる」と皮肉ったのだろう。

フィンランドに留学した中国人の学生は、渡欧前に親戚から、「いよいよ本当の共産主義国にあなたは行くのね」と言われたよ、と笑っていた。

欧州の税金制度をアメリカの税金制度と比較した社会学者によって書かれた新聞記事によると、ヨーロッパの貧困と不平等の減少は、富裕層から貧困層への再分配によってではなく、むしろ同等の所得グループ内での再分配によって起きていると、観察している。健康な者から不健康な者へ、若い者から老人へ、そして幸運な者から不運な者へ[64]。

裕福なスウェーデン人は高い税率で課税されるが、そうでない人も相当課税される。平均的なアメリカ人労働者の合計税負担は、収入の三一・七パーセント、平均的なスウェーデン人は四二・九パーセントとなっている。費途の面では、スウェーデンは特に多くを貧困者に割いているわけではない。税収は医療保険のような全員を対象としたユニバーサルプログラムに費やされる。無料の大学の授業料は、大学に行かない人々から徴収し、大学に行く人々に与えられる。スウェーデン政府による福祉支出の多くは、他のヨーロッパ諸国と同様、収入に関連しているため、収入が増えるほど、福祉の利益を得ることができるようになっている。たとえば、個人識別番号制などが整備されているスウェーデンでは、年金制度がサラリーマンと自営業者で一本化できている。社会保険料の徴収は、所得税などの徴収にあわせて税務署で行うこととされており、税金だけ納めて、社会保険料は納めないという対応はできないようになっている。日本のように年金の社会保険料は納めないということはできないようになっているのだ。

スウェーデンの年金改革は、一九八四年から始まった検討プロセスに、一五年にわたる長い時間が費やされ、また主要全政党が検討プロセスに参加したという特徴を持つ。これにより、年金問題が政治の道具とされることなく、安定した制度が構築された。そして、年金制度を国民の労働意欲を高めるように設計し、年金に関わる情報を国民にわかりやすく提供することに重きを置いた〔07〕。

スウェーデンの年金制度の最大の特徴は、一人ひとりの現役の労働者が自分の所得の一八・五パーセントに固定された年金保険料を毎年納めることによって、退職後の年金受給権が段々増えていくことを確認できるという直接的な関係が設定されていることである。明快化、単純化されているため、定められた年金保険料を支払ってもブラックボックスの中に入ってしまって、将来いくらもらえるかわからないという不安はない。毎年集められた年金保険料は、年金受給権というかたちでその年のうちに各人に配られる。これにより、国民の勤労意欲を高めようとしているのである〔07〕。また、自営業者による社会保険料の納付についてサラリーマンが徴税システムへの不信感を抱く状況とはなっていない。これはスウェーデン人に懸命に働き、より多くの収入を得る動機を与えるので、非常に効果的であると前述の新聞記事も説明していた。

できるかぎり公平で透明化した制度を作ることで、国民の信頼を得て、国民が参加し、価値ある制度となるのだ。歴史と慣習という側面もあると思うが、市民が政府を信頼するとき、社会の仕組みはかなり日本とは異なるかたちで保持できると気づかせてくれる。データやシステム、議論されている内容、すべてが透明化されていると、それがまた信頼につながるのだろう。

高負担でも経済的競争力を保てる

スウェーデンは高福祉、高負担の国といわれ、内閣府データおよびＯＥＣＤのデータによると、二〇一六年度の国民負担率（租税負担と社会保障負担を合わせた額が国民所得に占める割合）は、日本が四二・八パーセントなのに対し、スウェーデンは五八・八パーセントである。ちなみに同年アメリカは三三・一パーセント、イギリスは四六・九パーセント、フランスは六七・二パーセントであった。スイスのビジネススクールＩＭＤ（International Institute for Management and Development）が毎年発表している「国家の国際競争力」（付加価値の創造を維持し、その国の企業の競争力を高める国の環境条件の能力）を見ると、調査対象の六三か国中、日本が三〇位であるのに対し、スウェーデンはデンマークの八位に次いで九位となっている（"IMD World Competitiveness ranking 2019"）。この結果から、必ずしも高負担が国際競争力の低下につながらないことがわかる。

なぜ、高福祉、高負担でも国際競争力の低下につながらないのか。「様々な議論があるが、まずスウェーデンでは、産業政策の面で市場メカニズムを通じた効率性を追求している……スウェーデン政府は、倒産の危機に瀕した企業に対し、厳しい態度をとる。すなわち、個別企業の救済を行わないことで産業構造の転換を推し進める。……この政府の対応は、斜陽産業や倒産しかかった企業は救済するよりも、整理・淘汰し、過剰となった労働力はより生産性の高い産業や成長企業へ移動させていくべきとの考え方によるものであり、……産業構造の転換過程で不可避的に発生する失業に対しては、失業保険給付に加え、さまざまな就業支援や職業訓練を通じて円滑な労働力の移動を促す『積極的労働市場政策』を充実させて対応している。……また、職業訓練を受けている期間も、子育て支援などの社会サービスを受けられるなど、充実した社会保障制度が用意されており、その結果、高負担となっている。

このように、スウェーデンでは、産業構造を高付加価値分野に積極的に転換していくと同時に、国民には積極的労働市場政策によって、労働市場の外において知識を身につけたり、技能を高めたりする機会を提供することで雇用可能性《エンプロイアビリティ》を高めてもらうことで、成長力のある産業・企業へ労働力の円滑な移動が進むような取組みを行っている。こうした一連の政策が功を奏して、スウェーデンは高い競争力を保っている。」（『平成24年版　厚生労働白書』コラム引用[93]）。

国の制度か、個人の自由か

スウェーデンは貧困と不平等がひじょうに小さく、経済の流動性はアメリカよりもはるかに高い。貧しいスウェーデン人は貧しいアメリカ人よりも中流に上昇する可能性がはるかに高い。

一方、アメリカの凄いと思うことの一つに、ふところの広さがある。厳しい社会だけれども、思いがけないときに信じられないような優しさを見ることがある。夫とアメリカの都市の大通りを一緒に歩いていたとき、車椅子に乗った人が車道の真ん中にいるのが急に目に入った。やせた白髪交じりの長髪の男性で、アルコールらしき瓶が膝に置いてあり、車椅子を動かそうとしているのにどこかに車輪がはまってしまったのか、動けないようだった。大変だ、と思った矢先にすぐ近くの歩道にいた、刺青のぎっしりと入ったパンク風のお兄さんが風のように駆け寄り、走行中の車に停まってもらいながら無事歩道へ車椅子を押した。

「もし社会がしっかりしていれば、弱者が政府によって守られているのならば、他人のよけいな慈悲に頼る必要はない」

夫のコメントに、突き放すようで冷たいと引いたのを覚えている。しかし、確かにアメリカの旺盛なボランティア精神や桁違いの利他的活動や奉仕的活動などは、（一部の富裕層にとっての節税目的のほかに）アメリカ社会のセーフティーネットの薄さとも密接な関係があるのだろう。何が次に降りかかるかわからない社会。次に自分が困窮するかもしれないという社会。国の制度ではなくて、通りがかりの人の親切心に頼らざるを得ない社会。"Live free or die"（自由に生きるか、さもなくば死ぬか）という州標語もある国では、それでも政府から干渉されるよりも、国に「親切」にされるよりも、自由に個人として生きることをあくまでも選ぶのだろう。

「民主主義」と自分の権利

まだ幼いながら、親とそっくりで頑固な子どもを相手に、長々と言い合いをしたあげくに、頭に血が上って「何もまだできないくせにそんなこと言わないの！」と怒鳴ったことがある。聞いていた兄のほうが急に弟の擁護をしだした。「何もできなくないよ。レゴでも遊べるし、お菓子も食べれるよ。トイレも一人で行けるよ。一人でハーラリも着れるよ。チャックもできるよ。皮むき器でニンジンの皮もじゃがいもの皮もむけるよ」と、滔滔と弟ができることを挙げはじめた。はっとした私は、そうだね、たくさんできることがあるのに、あんなことを言ったらダメだね、と謝った。「そうだよ、いろんなことできるよ、何もできなくないよ。そんなこといっちゃやだめだよ」

こんな日常のやりとりから、ふと、子どもたちは自分とは違う育ち方をしているのだとあらためて思う。自分たちの権利や、自分たちのできること、皆が平等であるという概念、そうしたことをこんなに小さいころから学び、習得している。我が家の子どもたちは責任はそっちのけで権利ばかり主張するので親は参っているのだが、それでも考えさせられるところがある。たとえば自分が小さいころなど、自分はまだ子どもで、親や大人たちの言うことを聞かなければいけない、自分はまだおまけ的な存在だ、と自覚していた気がする。"Empower" という言葉が頭をよぎる。「できないくせに」なんて子どもに向かって言ってはいけなかった。子どもたちは土の中から勢いよく芽を出して、空気に触れ、太陽の光に向いている。それを踏みにじるような言葉を発してしまって恥ずかしい。

フィンランドがＰＩＳＡの国際学力調査で一位になったとき、夫は少し残念そうに、デンマーク人はＰＩＳＡダメなんだよね、と言った。「でも、デンマークの子どもたちは『民主主義』では秀でているんだ」と誇らしくフォローする。「『民主主義』ってＰＩＳＡの項目だったっけ?」と私が聞くと、どうやらＩＣＣＳ（International Civic and Citizenship Education Study）という、別の調査による結果らしい。私の世代が日本で習った「公民」に近いのだろうか。

「公民」というが、市民教育とはぜんぜん違うものだった。デンマークでは、特に科目があるというわけではなく、ただ子どものときから意思決定に皆が参加する、ということが当たり前のように学校でも課外活動でも行われているらしかった。

「だから何でも時間がかかるんだよね。小さいことでもみんなで話し合って決めたりして」

そういえばフィンランドの保育園でも、「委員会」が作られ、各年齢グループで「代表者」が選ばれる。ハロウィンや復活祭やメイデーにどんな楽しい活動を企画するのかと話し合って決めるらしい。初めは、あら、かわいらしいと軽んじて聞いていたが、三歳児、四歳児のグループでもけっこうしっかりと機能しているのだ。「代表者」に選ばれる子どもたちのなかには、親が積極的に保育園の運営や保護者間の連絡などに携わっていたりすることもあり、そんな大人の縮図を見ているようで面白い。自分たちで話し合って、自分たちで決める、それが当たり前のこととして彼らは育っている。それだから、政治も身近になるのだろう。自分も関わり、声を上げ、共に変えてゆく。そして自分たちが選んだ政治家を信頼し、代行してくれることを委ね、共にもっと望ましい社会を作っていく。何か問題があっても、共に対策を練って、戦う。そういうことになるのかもしれない。中学生のときに読んだ、森鴎外の『最後の一句』[105]の、「お上の事には間違はございますまいから」という皮肉に政治とは何かが凝縮されているんだ、と勘違いしていた私とはぜんぜん違う。自分は無力だ、と信じてしまったり、声をあげても仕方ないとあきらめてしまったりすることが、実は私たちがよく犯してしまう大きな過ちなのではないか。そのことで真に力を奪われてしまうことにも気づかずに。自分が関わり、自分が変えていく、それが当たり前の者たちは、政治をとおして自分たちの未来を作っていくのだろう。

エピローグ――ヨルダンとCOVID-19

最後の章にちょうど取り組みはじめた二〇二〇年三月、私はオランダ政府によるセクシュアル・リプロダクティブ・ヘルス&ライツ（SRHR）プロジェクトのワークショップに参加するため、ヨルダンを訪れた。ヨーロッパ、特にイタリアでのCOVID-19感染が急速に広がり、フィンランドでも北イタリアへのスキー旅行から戻ってきた数人に陽性が確認されていた。

大人数で集まる会議も含まれていたため、開催に関して、オランダの責任者はぎりぎりまで当地のパートナー団体と連絡を綿密に取り合ったうえで、決行に踏み切った。その時点でヨルダンでは一人、フランス帰りのヨルダン人が陽性で、隔離されていた。

三日間のワークショップは緊迫した雰囲気に包まれていた。ホテルの最も広い会場でソーシャル・ディスタンシングが配慮され、握手などは避け、消毒液が各テーブルに用意されていた。それでも若者向けイベントでは、国中から一〇〇人以上のヨルダン人やシリア難民の男女の若者が集まった。医療サービス提供者や児童婚や移民関連のNGO向けの会議も、各省から代表者が参加した政策立案者向けの会議でも、予想を上回る参加者が集まり、プログラムどおりに、ヨルダンにおけるセクシュアル・リプロダクティブ・ヘルス（SRH）の研究成果にまつわるワークショップは進められた。研究は、若者のSRHに関する知識と彼らのSRHに関する医療・保健サービス使用の現状と彼らを取り巻く環境、シリア難民の早期婚、結婚したカップルに向けた避妊カウンセリング、など多岐にわたっていた。

今回のワークショップの参加者の大半はヨルダン人もしくはヨルダンに暮らす移民で、女性の多くはヒジャブをまとっている。SRHに関する沈黙を破ることを狙いとして制作された演劇も魅力的で、若者たちが引き込まれ、共感を覚えていることが伝わってきた。上演後、彼らのまっすぐな思いや願望が語られ、意見交換がなされた。司会者が質問を投げかけ、たとえば聴衆の中から「あの母親は離婚して実家に戻ってきた娘の健康を最優先し、恥じずにクリニックへ行かせるべきだった」という声があがると、発言した若い女性を前に招いて、母親役を務めた俳優を相手に説得してみてください、と進行していくのも「対話的」な演劇にふさわしい。中東の保守的な環境の中に生きる若者たちは、「性に対する恥の文化」がSRHに関して必要な情報を手に入れ、考えることを妨げていると指摘した。自由に発言できる安全な環境を彼らに提供することになった会場では、若者たちの思いが湧きあがっていた。

渡航禁止令が出て直前に参加キャンセルになった国、居住国が近日中に封鎖されることになったため途中で急遽帰国したりする参加者もいたが、三月一二日、なんとか閉会の日を迎えた。ヨーロッパから来た数人に混じって、唯一の東アジア人として参加していた私は、進行役やプレゼンをいくつか担当し、準備、人々とのやりとりに追われて、睡眠不足で疲れがたまっていたように思う。外は他に何も見えないような激しい砂嵐が吹きすさび、非現実的な感じを心から拭いさることができなかった。

ワークショップが終われば、そのまま数日間休暇をとってヨルダンを一人で観光する予定だった。ヨルダンに以前暮らし、ヨルダンが大好きで、数か月前からいろいろと観光のアドバイスをくれたイギリス在住のレバノン人の同僚は、帰国を一日早めた。旅行会社の手配に何時間もかかり、やっと変更できたという。あなたも急遽戻ったほうがいいと心配する彼女の言葉に、会議の合間に家に電話すると、夫は、デンマークが学校を閉鎖したばかりで、フィンランドも来週からそうなるだろうと言う。飛行機を変更してすぐに戻るから、と焦って答えた。すると、「いや、楽しみにしていた休暇だし、またいつヨルダンに行けるかわからないのだから、予定を変更して戻ることはないよ。子どもたちも僕も大丈夫。何もなかったら数日後予定どおりヘルシンキに戻るし、万が一飛行機ですぐ戻れないことになっても、アンマンのホテルで二、三週間、仕事して、次の飛行機で戻ればいいよ。『アラブの春』を楽しめるといい」

予想していなかった夫の言葉を同僚に伝えると、彼女は苦笑していた。あまりに疲れてしまっていた私は、とりあえず死海へ向かい、一日休んでから様子を見て決めることにした。ヨルダンは美しい国だった。人も優しく、安全だ。イラク、シリア、イスラエル、サウジアラビアに囲まれたオアシスのような国だ。きっと近隣の国々も、内戦や宗教の対立や石油がなかったら、こんなに穏やかかな、懐かしい国になっていたのではないだろうかと思うと、のどかな風景を見ながら少し切なくもなった。アンマンから車でジェットコースターのように下降しつづけ、地表の最低地点の死海に着いた。死海の向こう岸に見えるパレスチナは、雲の間から光が降り注ぎ、神々しかった。

状況を確認し、フィンランドの家族と日本の両親と話した後、翌日ペトラへ予定どおり進んだ。土砂降りのなかようやくホテルに着くと、受付のスタッフが、ちょうど料理中だったもので、と謝りながら出てきた。食事はまだかと聞かれ、まだだと答えると、ご馳走してくれるという。半時間後には彼と、私が到着していたときに片隅で礼拝していたもう一人の従業員の三人でホテルの食堂でテーブルを囲んでいた。羊肉を食べながら、ヨルダンの歴史や砂漠についての話を聞かせてもらい、夕方から遺跡に連れていってもらうことになった。

約束の時間になってロビーに行くと、ちょうど携帯電話を切った彼は、悪い知らせがあると言った。ペトラの別のホテルに最近宿泊していたカナダ人の観光客が、自国へ戻った際に陽性の結果が出たという。そして週末の間にヨルダン国内で、六人のヨーロッパ人観光客の陽性が確認されたそうだ。国内の遺跡や観光地はすべて、直ちに最低一週間閉鎖され、三日後にすべての飛行機が運航停止となることを政府が発表した。私の顔色が変わったのか、心配してお茶を持ってきてくれた。イギリスへ戻った同僚やアンマン在住の同僚からも次々に連絡が入り、私は急いで部屋に戻ってさまざまな手続きを始め、電話をかけつづけた。夫にも状況を説明しながら、画面の中で無邪気に笑う二人のわが子が急に途方もなく遠くなったようで、言葉が詰まった。すべての旅程をキャンセルし、翌日アンマンに戻って、次の日にはヨルダンを出る必要があった。イギリスの旅行会社をとおして航空券の変更をしようとしても、ヨルダンを出るすべての飛行機が満席だった。

翌日、アンマンへ戻るなか、がらりと雰囲気が変わったことを肌で感じた。昼食に立ち寄った食堂では、人々の表情は暗く、こわばっていた。新型コロナウィルスを連想させる東アジア人という外観だけで、私は周囲から恐怖と嫌悪感を引き起こしていた。闇が広がりはじめていた。それでも、白馬と黒馬が並んで山の柔らかい緑の草を食んでいたり、ベドウィン族の羊飼いと羊の群れが砂漠を移動していく様子は、神話のような風景だ。眠たそうな眼をして民家につながれていたラクダは、ウィルスに対する人間の動揺などに無頓着だろう。

アンマンのホテルに到着後、ネット電話でようやく直接つながった航空会社をとおして、翌日早朝発の便に変更することができた。緊急対応で大型の飛行機へ変更し、窓口のスタッフも増やしたようだった。かろうじて完全封鎖前にヨルダンから出ることができそうだった。

ヨルダンで最後の夜、アンマンに住むオーストラリア人の同僚と外で会い、こてこてに甘いクナーファをテイクアウトで買って食べながら、公園のベンチでワークショップのこと、お互いの仕事や家族や生い立ちのことを話した。彼女はヨルダン人と結婚していて、三か月前に二人目の子どもを産んだばかりであった。一年間近く一緒に働いてきたのにもかかわらず、初めてヨルダンで会うことができたのだった。一緒に働くのがとても楽しく、張りつめたワークショップの外で、二人で最後に少しでも会えてありがたかった。彼女は医師で、ヨルダンの政治や医療システムを熟知していたから、COVID-19については非常に警戒している、と言った。花のつぼみと芽吹く枝で春めく街路樹の下を、私たちは静かな大通りに沿って散歩した。最後に、次の授乳の時間前にそろそろ家へ戻らなくちゃ、私も早朝の便に間に合うように寝ないと、ハグができなくてもどかしいね、と言いつつ名残惜しく別れた。

閉鎖前日にアンマンからロンドンへの満席の飛行機に飛び乗り、ヘルシンキへは深夜に戻ってきた。無表情なブロンドの入国警備官にパスポートと居住許可カードを提示し、やっと気がゆるむのを感じた。自宅では夫がまだ起きて待っていて、二人でぐっすりと眠る子どもたちを覗き込んだ。

私は何もわかっていなかった。あの最後の日を境に、ヨルダンでは世界に先駆けて、類がないほど厳しい措置がとられた。外出は禁止され、守らない者は逮捕された。逮捕されたのは、リスクを冒してでも出かけなければ、自分も家族も困窮する人々だろう。同僚は三週間も日用品の買い物ができず、宅配サービスを幼い子どもたちと待つしかなかった。大丈夫だよ、お土産でもらったお菓子が重宝しているよ、と連絡をくれたが、彼女がどのような心境かと思うと、あの最後のアンマンでの春の夜を散歩したことがはるか昔のようだった。

なんて世界はもろかったのだろうか。国境は封鎖され、飛行機は飛ばず、学校は閉鎖され、店やレストランも閉まった。当たり前と思っていた生活があっけなく中断した。金融市場は大混乱している。先行きは誰にもわからなかった。

ウィルスは見えない敵だ、とよく聞く。あの広がる不安、恐怖、パニック。飛び交うでたらめな情報とうわさ。特定の人種に対する偏見と羞恥。傷つく尊厳。切り裂かれた人と人とのつながり。最も脆弱な人々が最も苦しむ構造。社会の亀裂に、人々の不安な表情に、消えてなくなる多くの仕事に、いつ次に家族を食べさせられることができるかという不安。それらをとおしてウィルスは見えてくる。南アフリカでのＨＩＶエイズもそうであった。そしてこのようなパブリックヘルスの危機に、政府へ、社会への信頼が試される。ＣＯＶＩＤ-19への各国の対策と経過を見ていても、これを切に感じた。ウィルスほど急激な危機ではなくても、地球温暖化や少子化という問題も、結局はこれに回帰するのではないかと思う。

帰宅後二週間、自主隔離し、毎日熱を測った。三月末日に、ワークショップ開催者たちで連絡を取り合い、ワークショップ関係者の間で感染がなかったことを再確認した。

ヘルシンキではこの冬ずっと雪が降らなかったのに、四月になって窓の外は白い雪がはらはらと舞っている。この非現実的な状況に似あっているのかもしれない。いつもなら日本の桜に思いを馳せるこの時期、今年はヨルダンで見たアーモンドの花が、窓越しに舞い落ちる雪と重なった。

参考文献

[1] Ahsan, M. N. & Maharaj, R. 2018. Parental human capital and child health at birth in India. *Econ Hum Biol*. Sep, 30, 130–149.

[2] Akachi, Y. & Canning, D. 2007. The height of women in Sub-Saharan Africa: The role of health, nutrition, and income in childhood. *Ann Hum Biol*. Jul-Aug; 34(4), 397–410.

[3] Barker, D. J. & Thornburg, K. L. 2013. The obstetric origins of health for a lifetimc. *Clin Obstet Gynecol*. Sep; 56(3), 511–9.

[4] Barker, D. J. 2007. The origins of the developmental origins theory. *J Intern Med*. May, 261(5), 412–7.

[5] Barker, D. J. 1995. Fetal origins of coronary heart disease. *BMJ*. Jul 15;311 (6998), 171–4.

[6] Barker, D. J., Winter, P. D., Osmond, C., Margetts, B., & Simmonds, S. J. 1989. Weight in infancy and death from ischaemic heart disease. *Lancet*. Sep 9; 2(8663), 577–80.

[7] Barker, D. J. & Osmond, C. 1986. Infant mortality, childhood nutrition, and ischaemic heart disease in England and Wales. *Lancet*. May 10; 1(8489), 1077–81.

[8] BBC News. 3/3/2015. Delhi rapist says victim shouldn't have fought back. https://www.bbc.com/news/magazine-31698154

[9] BBC Sounds. 3/1/2018. Her Story Made History. Series 1. Vigdis Finnbogadottir. Lyse Doucet meets Vigdis Finnbogadottir of Iceland, the first elected female head https://www.bbc.co.uk/sounds/play/b09lymc1.

[10] Bilger, B. 2004. The Height Gap. Why Europeans are getting taller and taller-and Americans aren't. *The New Yorker*. April 5. https://www.newyorker.com/magazine/2004/04/05/the-height-gap#

[11] Bloom, D. E. & Canning, D. 2000. Policy forum: Public health.

The health and wealth of nations. *Science*. Feb 18; 287(5456), 1207, 1209.

[12] Bongaarts, J. 2015. Global fertility and population trends. *Semin Reprod Med*. Jan; 33(1), 5–10.

[13] Bräuner, E. V., Hansen, Å. M., Doherty, D. A., Dickinson, J. E., Handelsman, D. J., Hickey, M., Skakkebæk, N. E., Juul, A., & Hart, R. 2019. The association between in-utero exposure to stressful life events during pregnancy and male reproductive function in a cohort of 20-year-old offspring: The Raine Study. *Hum Reprod*. Jul 8; 34(7), 1345–1355.

[14] Butler, D. 2017. World's foremost institute on death and disease metrics gets massive cash boost. *Nature*. Jan 25; 542(7639), 19.

[15] Calkins, K. & Devaskar, S. U. 2011. Fetal origins of adult disease. *Curr Probl Pediatr Adolesc Health Care*. Jul; 41(6), 158–76.

[16] CBS News. 14/8/2017. "What kind of society do you want to live in?": Inside the country where Down syndrome is disappearing. By Julian Quinones, Arijeta Lajka. https://www.cbsnews.com/news/down-syndrome-iceland/

[17] Chao, F., Gerland, P., Cook, A. R., & Alkema, L. 2019. Systematic assessment of the sex ratio at birth for all countries and estimation of national imbalances and regional reference levels. *Proc Natl Acad Sci U S A*. May 7; 116(19), 9303–9311.

[18] CIA The World Fact Book Archive. Central Intelligence Agency. https://www.cia.gov/library/publications/resources/the-world-factbook/

[19] Coetzee, J. M. 1999. *Disgrace*. Penguin Books.〔鴻巣友季子（訳）2007.『恥辱』ハヤカワ epi 文庫.〕

[20] Coetzee, J. M. 1985. *Life and Times of Michael K*. Penguin Books. (Ravan Press 1983)〔くぼたのぞみ（訳）2015.『マイケル・K』岩波文庫.〕

[21] Colborn, T., Dumanoski, D. & Myers, J. P. 1996. *Our Stolen Future: Are We Threatening Our Fertility, Intelligence, and Survival? A*

Scientific Detective Story. New York: Dutton.〔長尾力（訳）1997.『奪われし未来』翔泳社.〕

[22] Connelly, M. 2008. *Fatal Misconception: The Struggle to Control World Population*. Cambridge: Harvard University Press.

[23] Cutler, D. M., Deaton, A. S. & Lleras-Muney, A. 2006. The determinants of mortality. NBER Working Paper 11963.

[24] DenHoed, A. 2016. The Forgotten Lessons of the American Eugenics Movement. *The New Yorker*. 27/4/2016 https://www.newyorker.com/books/page-turner/the-forgotten-lessons-of-the-american-eugenics-movement

[25] Diener, E. & Chan, M. Y. 2011. Happy people live longer: Subjective well-being contributes to health and longevity. *Applied Psychology: Health and Well-Being*. 3(1), 1–43.

[26] Duncan, G. J. & Magnuson, K. 2013. Investing in Preschool Programs. *J Econ Perspect*. Spring; 27(2), 109–132.

[27] Bartlett, J. D. & Easterbrooks, M. A. 2015. The moderating effect of relationships on intergenerational risk for infant neglect by young mothers. *Child Abuse Negl*. Jul; 45, 21–34.

[28] The Economist. 28/8/1997. "Nordic eugenics. Here, of all places."

[29] Egeberg, M. P 2003. "The Nordic Countries and the EU: How European Integration Integrates and Disintegrates States Domestically." ARENA Working Papers 11, ARENA.

[30] Ewerling, F., Victora, C.G., Raj, A., Coll, C. V. N., Hellwig, F., & Barros, A. J. D. 2018. Demand for family planning satisfied with modern methods among sexually active women in low- and middle-income countries: Who is lagging behind? *Reprod Health*. Mar 6; 15(1), 42.

[31] Feng, W., Cai, Y. & Gu, B. 2013. Population, policy, and politics: How will history judge China's one-child policy? *Population and Development Review*. 38, 115–129.

[32] Fogel, R. W. & Engerman, S. L. 1995. *Time on the Cross: The*

Economics of American Negro Slavery. New York: W.W. Norton and Company. ISBN 978-0-393-31218-8. Reissue edition; first published in 1974. 〔田口芳弘（訳）1981.『苦難のとき ── アメリカ・ニグロ奴隷制の経済学』創文社.〕

[33] Fogel, R. W. 1994. Economic growth, population theory, and physiology: The bearing of long-term processes on the making of economic policy. *American Economic Review*. 84(3), 369–395.

[34] Godfray, H. C. J., Stephens, A. E. A., Jepson, P. D., Jobling, S., Johnson, A. C., Matthiessen, P., Sumpter, J. P., Tyler, C. R., & McLean, A. R. 2019. A restatement of the natural science evidence base on the effects of endocrine disrupting chemicals on wildlife. *Proc Biol Sci*. Feb 27; 286(1897), 20182416.

[35] Government of Iceland, Ministry of Health. 11/12/2017. Facts about Down syndrome and pre-natal screening in Iceland https://www.government.is/news/article/2017/12/11/Facts-about-Down-syndrome-and-pre-natal-screening-in-Iceland/

[36] Gu, B. & Roy, K. 1995. Sex ratio at birth in China, with reference to other areas in East Asia: What we know. *Asia Pac Popul J*. Sep; 10(3), 17–42. PMID: 12290692.

[37] The Guardian. 7/12/2017. There's proof: Electing women radically improves life for mothers and families https://www.theguardian.com/us-news/2017/dec/06/iceland-women-government-better-for-mothers-america-lessons

[38] Gunnlaugsson, G. 2016. Child health in Iceland before and after the economic collapse in 2008. *Arch Dis Child*. May; 101(5), 489–96.

[39] Heckman, J. J. & Karapakula, G. 2019. The Perry Preschoolers at Late Midlife: A Study in Design-Specific Inference. NBER Working Paper No.25888

[40] Heckman, J. J. & Karapakula, G. 2019. Intergenerational and Intragenerational Externalities of the Perry Preschool Project. NBER Working Paper No.25889

[41] Heckman, J., Pinto, R., & Savelyev, P. 2013. Understanding the mechanisms through which an influential early childhood program boosted adult outcomes. *Am Econ Rev.* Oct; 103(6), 2052-2086.

[42] Heckman, J. J, Moon, S. H., Pinto, R., Savelyev, P. A., & Yavitz, A. 2010. The rate of return to the High/Scope Perry Preschool Program. *J Public Econ.* Feb 1; 94(1-2), 114-128.

[43] Hesketh, T. & Xing, Z. W. 2006. Abnormal sex ratios in human populations: Causes and consequences. *Proc Natl Acad Sci U S A.* Sep 5; 103(36), 13271-5.

[44] Hudson, V. & Den Boer, A. M. 2004. *Bare Branches: The Security Implications of Asia's Surplus Male Population.* Cambridge, MA: MIT Press.

[45] Hudson, V. & Den Boer, A. 2002. *A Surplus of Men, A Deficit of Peace Security and Sex Ratios in Asia's Largest States.* Int. Secur. 26:5-38. The MIT Press. https://docs.google.com/file/d/0B7NsBPUxnA4Mb1lGRmFUamNoenM/edit?pli=1

[46] Ikesako, H. & Miyamoto, K. 2015. "Fostering social and emotional skills through families, schools and communities: Summary of international evidence and implication for Japan's educational practices and research", OECD Education Working Papers, No.121, OECD Publishing, Paris, https://doi.org/10.1787/5js07529lwf0-en.

[47] Inhorn, M. C. & Patrizio, P. 2015. Infertility around the globe: New thinking on gender, reproductive technologies and global movements in the 21st century. *Hum Reprod Update.* Jul-Aug; 21(4), 411-26.

[48] IPU (Inter Parliamentary Union). 2015. Women in Parliament: 20 years in review http://archive.ipu.org/pdf/publications/WIP20Y-en.pdf

[49] Jha, P., Kumar, R., Vasa, P., Dhingra, N., Thiruchelvam, D., & Moineddin, R. 2006. Low female[corrected]-to-male [corrected]

sex ratio of children born in India: National survey of 1.1 million households. *Lancet.* Jan 21; 367(9506), 211–8.

[50] Jiang, Q., Li, S., Feldman, M. W., & Sánchez-Barricarte, J. J. 2012. Estimates of missing women in twentieth century China. *Contin Chang.* Dec; 27(3), 10. 1017/S0268416012000240.

[51] Jimmerson, J. 1990. Female infanticide in China: An examination of cultural and legal norms. *Pacific Basin Law Journal.* 8(1). Retrieved from https://escholarship.org/uc/item/80n7k798

[52] Kahneman, D. & Deaton, A. 2010. High income improves evaluation of life but not emotional well-being. *Proc Natl Acad Sci U S A.* Sep 21; 107(38), 16489–93.

[53] Kalemli-Ozcan, S. 2003. A stochastic model of mortality, fertility, and human capital investment, *Journal of Development Economics.* 70(1),103–118.

[54] Kela and the Ministry of Social Affairs and Health. 8/2/2019. Preliminary results of the basic income experiment: self-perceived wellbeing improved, during the first year no effects on employment. https://www.kela.fi/web/en/news-archive/-/asset_publisher/lN08GY2nIrZo/content/preliminary-results-of-the-basic-income-experiment-self-perceived-wellbeing-improved-during-the-first-year-no-effects-on-employment

[55] Goldewijk, K. K., Beusen, A. H. H., & Janssen, P. 2010. Long term dynamic modeling of global population and built-up area in a spatially explicit way, HYDE 3.1. *The Holocene.* 20(4), 565–573.

[56] Kleven, H., Camille, L., & Søgaard, J. E. 2019. Children and gender inequality: Evidence from Denmark. *American Economic Journal: Applied Economics.* 11(4), 181–209.

[57] Komlos, J. & Lauderdale, B. E. 2007. The mysterious trend in American heights in the 20th century. *Ann Hum Biol.* Mar-Apr; 34(2), 206–15.

[58] Komlos, J., & Baten, J. 2004. Looking backward and looking forward: Anthropometric research and the development of

social science history. *Social Science History*. 28(2), 191–210.
[59] Lindqvist, E., Östling, R., & Cesarini, D. 2018. Long-run Effects of Lottery Wealth on Psychological Well-being. Research Institute of Industrial Economics IFN Working Paper No.1220, 2018.
[60] Masters, R., Anwar, E., Collins, B., Cookson, R., & Capewell, S. 2017. Return on investment of public health interventions: A systematic review. *J Epidemiol Community Health*. Aug; 71(8), 827–834.
[61] Morgan, D. & Astolfi, R. 2015. Financial impact of the GFC: Health care spending across the OECD. *Health Economics, Policy and Law*, 10(1), 7–19.
[62] Mori, H. 2018. Secular changes in child height in Japan and South Korea: Consumption of animal proteins and "Essential Nutrients". *Food and Nutrition Sciences*, 9, 1458–1471.
[63] National Geographic. 2014. The 1,300 Bird Species Facing Extinction Signal Threats to Human Health. By A. Mitchell, for *Environmental Health News*. 26/8/2014 https://www.nationalgeographic.com/news/2014/8/140825-bird-environment-chemical-contaminant-climate-change-science-winged-warning/
[64] The New York Times. 7/3/2019. Opinion by M. Prasad. How to Think About Taxing and Spending Like a Swede. https://www.nytimes.com/2019/03/07/opinion/europe-taxes-sweden.html?action=click&module=Opinion&pgtype=Homepage
[65] The New York Times. 16/9/2018. Sweden to End Twitter Experiment Letting Ordinary People Be Nation's Voice. https://www.nytimes.com/2018/09/16/world/europe/sweden-twitter-account.html?searchResultPosition=1
[66] The New York Times. 17/12/2015. Class Differences in Child-Rearing Are on the Rise. C. C. Miller. https://www.nytimes.com/2015/12/18/upshot/rich-children-and-poor-ones-are-raised-very-differently.html?module=inline
[67] Nordic Council of Ministers. 2018. In the Shadow of Happiness.

Publication number: 2018:799 https://www.norden.org/en/publication/shadow-happiness-0

[68] Nordstrom, B. J. 24/9/2019. Eugenics in the Nordic countries. Nordics Info. Aarhus University. https://nordics.info/show/artikel/eugenics-in-the-nordic-countries/

[69] OECD. 2019. Health at a Glance 2019 OECD Indicators. https://www.oecd-ilibrary.org/social-issues-migration-health/health-at-a-glance_19991312

[70] OECD. 2018. A Broken Social Elevator? How to Promote Social Mobility https://read.oecd-ilibrary.org/social-issues-migration-health/broken-elevator-how-to-promote-social-mobility_9789264301085-en#page1

[71] OECD. 2014. Education at a Glance 2014 OECD Indicators. http://www.oecd.org/education/Education-at-a-Glance-2014.pdf

[72] Onarheim, K. H., Iversen, J. H., & Bloom, D. E. 2016. Economic benefits of investing in women's health: A systematic review. *PLoS One*. Mar 30; 11(3), e0150120.

[73] Osmani, S. & Sen, A. 2003. The hidden penalties of gender inequality: Fetal origins of ill-health. *Econ Hum Biol*. Jan; 1(1), 105–21.

[74] Osmond, C., Barker, D. J., Winter, P. D., Fall, C. H., & Simmonds, S. J. 1993. Early growth and death from cardiovascular disease in women. *BMJ*. Dec 11; 307(6918), 1519–24.

[75] Pak, S. 2004. The biological standard of living in the two Koreas. *Econ Hum Biol*. Dec; 2(3), 511–21.

[76] Pew Research Center. 2015. Parenting in America: Outlook, worries, aspirations are strongly linked to financial situation. https://www.pewsocialtrends.org/2015/12/17/parenting-in-america/

[77] Richardson, A. K. 2012. Investing in public health: Barriers and possible solutions. *J Public Health* (Oxf). Aug; 34(3), 322–7.

[78] Rosenberg, K. V., Dokter, A. M., Blancher, P. J., Sauer, J. R.,

Smith, A. C., Smith, P. A., Stanton, J. C., Panjabi, A., Helft, L., Parr, M., & Marra, P. P. 2019. Decline of the North American avifauna. *Science*. Oct 4; 366(6461), 120–124.

[79] Silventoinen, K. 2003. Determinants of variation in adult body height. *J Biosoc Sci*. Apr; 35(2), 263–85.

[80] Steckel, R. H. 2008. Biological measures of the standard of living. *J Econ Perspect*. Winter; 22(1), 129–152.

[81] Steckel, R. H., Sciulli, P. W., & Rose, J. C. 2002. Measuring the standard of living using skeletal remains. In: Steckel, R. H. & Rose, J. C. (ed.), *The Backbone of History: Health and Nutrition in the Western Hemisphere Vol.1*, New York: Cambridge University Press.

[82] Steckel, R. H. 1986. A peculiar population: The nutrition, health, and mortality of American slaves from childhood to maturity. *J Econ Hist*. 46(3), 721–41.

[83] Sustainable Development Solutions Network. World Happiness Report. 2012–2020. https://worldhappiness.report/

[84] Thomas, D., Frankenberg, E., Friedman, J., Habicht, J., Jones, N., McKelvey, C., et al. 2004. Causal Effect of Health on Labor Market Outcomes: Evidence from a Random Assignment Iron Supplementation Intervention. UCLA: California Center for Population Research. Retrieved from https://escholarship.org/uc/item/1h66k92r

[85] UN. 2019. United Nations, Department of Economic and Social Affairs, Population Division (2019). World Population Prospects 2019, Online Edition. https://population.un.org/wpp/

[86] Veenhoven, R. 2008. Healthy happiness: Effects of happiness on physical health and the consequences for preventive health care. *Journal of Happiness Studies, Springer*. 9(3), 449–469 September.

[87] WHO. 2014. Eliminating forced, coercive and otherwise involuntary sterilization: an interagency statement, OHCHR, UN Women, UNAIDS, UNDP, UNFPA, UNICEF and WHO. https://

www.who.int/reproductivehealth/publications/gender_rights/eliminating-forced-sterilization/en/

[88] World Bank. 2018. Fair Progress? Economic Mobility across Generations around the World https://openknowledge.worldbank.org/handle/10986/28428 License: CC BY 3.0 IGO.

[89] Xu, K., Soucat, A., Kutzin, J. et al. 2018. Public Spending on Health: A Closer Look at Global Trends. Geneva: World Health Organization; (WHO/HIS/HGF/HFWorkingPaper/18.3). License: CC BY-NC-SA 3.0 IGO. https://apps.who.int/iris/bitstream/handle/10665/276728/WHO-HIS-HGF-HF-WorkingPaper-18.3-eng.pdf?ua=1

[90] Zakiyah, N., van Asselt, A. D., Roijmans, F., Postma, M. J. 2016. Economic evaluation of family planning interventions in low and middle income countries; A systematic review. *PLoS One*. Dec 19; 11(12), e0168447.

[91] 工藤直子 2002.『工藤直子詩集』「こどものころに　みた空は」角川春樹事務所, ハルキ文庫.

[92] 熊本日日新聞 2020/5/1. 社説　水俣病 64 年　多くの課題残ったままだ.

[93] 厚生労働省 平成 24 年版厚生労働白書 第 4 章「福祉レジーム」から社会保障・福祉国家を考える　コラム　スウェーデンの高負担と高競争力の関係. p.82. https://www.mhlw.go.jp/wp/hakusyo/kousei/12/dl/1-04.pdf

[94] 後藤浩子 1999.『開発』の中のリプロダクティブ・ライツ ── 性の自己決定権の裏側『現代思想』11 月号, 120–137.

[95] 坂本峰至・板井啓明・村田勝敬 2017. ミニ特集　温故知新 ── 新たな視点から見直す公害 メチル水銀の胎児期曝露影響 ── 水俣病から環境保健学研究へ　総説. 日本衛生学雑誌, 第 72 巻第 3 号, 140–148. https://www.jstage.jst.go.jp/article/jjh/72/3/72_140/_pdf/-char/ja

[96] 佐田文宏 2014. DOHaD の視点に立った生涯にわたるヘルスケア. 総説　小児保健研究, 第 73 巻, 第 6 号, 769–775. https://www.

jschild.med-all.net/Contents/private/cx3child/2014/007306/002/0769-0775.pdf
[97] シムレール, イザベル（文／絵）／石津ちひろ（訳）2017.『はくぶつかんのよる』岩波書店.
[98] ハマーショルド, ダグ／鵜飼信成（訳）1967.『道しるべ』（新装版 1999）みすず書房.
[99] 黄長玲 2019. 台湾におけるジェンダー・クオータ.「東アジアにおけるジェンダーと政治」Booklet Series 1 IGS Project Series 20. http://www2.igs.ocha.ac.jp/wp-content/uploads/2019/05/all.pdf
[100] 藤掛洋子 2001. 人口問題に関する国際会議の論点の評価・分析 ── リプロダクティブ・ヘルス／ライツの議論を中心に. JICA 研究所, 準客員研究員報告書. https://www.jica.go.jp/jica-ri/IFIC_and_JBICI-Studies/jica-ri/publication/archives/jica/kyakuin/200103_11.html
[101] 松本大洋 2011-2015.『Sunny』第 1 集〜第 6 集. IKKICOMIX, 小学館.
[102] 水俣市立水俣病資料館　令和元年度水俣病犠牲者慰霊式　水俣病患者・遺族代表「祈りの言葉」 https://minamata195651.jp/requiem_2019.html#2
[103] 水俣市立水俣病資料館　語り部紹介資料　上野エイ子他　https://minamata195651.jp/pdf/kataribe06_ueno.pdf
[104] 水俣病センター 相思社　水俣病関連詳細年表. http://www.soshisha.org/jp/about_md/chronological_table
[105] 森鴎外 1938.『山椒大夫・高瀬舟 他四編』「最後の一句」改版 2002 年, 岩波文庫.
[106] 森永佳江 2012. 福祉国家における優生政策の意義 ── デンマークとドイツとの比較において. 久留米大学文学部紀要, 社会福祉学科編第 12 号. https://www.kurume-u.ac.jp/uploaded/attachment/2473.pdf
[107] 山田隆博 2015. スウェーデンに学ぶ日本の年金制度改革. 香川大学経済政策研究, 第 11 号（通巻第 12 号）. http://www.

ec.kagawa-u.ac.jp/~tetsuta/jeps/no11/yamada.pdf
[108] リンドグレーン, アストリッド『リンドグレーン作品集』岩波書店.

著者紹介

赤地葉子（あかち　ようこ）
1977年広島県生まれ。ハーバード大学パブリックヘルス大学院博士（国際保健）。東京大学学士（薬学）。世界保健機関（WHO）、グローバルファンド（The Global Fund to Fight AIDS, Tuberculosis and Malaria）、他の大学・国連研究所やNGOに勤務し、途上国における母子保健の推進、家族計画、マラリア対策、保健システムの強化等に政策、研究、現地調査を通して取り組む。2017年よりヘルスケア関連の個人コンサルタントとして独立し、フィンランドでデンマーク人の夫と二人の子どもと暮らす。

新曜社

北欧から「生きやすい社会」を考える
パブリックヘルスの証拠は何を語っているのか

初版第1刷発行　2021年　3月20日

著　者　赤地葉子
発行者　塩浦　暲
発行所　株式会社　新曜社
101-0051　東京都千代田区神田神保町3-9
電話（03）3264-4973（代）・FAX（03）3239-2958
e-mail：info@shin-yo-sha.co.jp
URL：https://www.shin-yo-sha.co.jp/

印　刷　新日本印刷
製　本　積信堂

ISBN978-4-7885-1718-9 C1030